真健康

HEALTH

耳鳴，是救命的警鈴

耳科權威教你不吃藥破解耳鳴的迷思！

台灣耳鳴學會理事長
賴仁淙醫師 著

目錄

前言 治療耳鳴，最需要改變想法的是醫生 7

Chapter 1 剛剛好的耳鳴
適量又有任務性的耳鳴，是身體最敏銳的警衛隊

人人都可能耳鳴 20
耳鳴最常發生的原因：聽力系統出問題 25
耳鳴常常成為代罪羔羊，掩蓋不想說的秘密 34
破解耳鳴的迷思 37

Chapter 2

耳內科時代來臨

更年期失眠容易造成耳鳴……57
漂浮的女人：偏頭痛體質造成暈眩及耳鳴……59
內耳鬧水災：梅尼爾氏病……67
內耳的大災難：突發性耳聾……81
聽神經瘤會導致聽力受損及耳鳴……92
感冒、鼻竇炎造成耳鳴……95
耳咽管損傷造成耳鳴……97
睡眠呼吸中止症缺氧，引爆耳鳴……105
車禍或外傷造成耳鳴……107
耳鳴有極少數可能是鼻咽癌的警訊……108
耳石滑動症常被過度診斷……110
對聲音過敏的聽聲不適症……112

Chapter 3

耳鳴的治療

耳鳴治療史……118
耳鳴不需要根治……128
耳鳴最基本的檢查：聽力檢測……133
核磁共振可檢測聽神經瘤……137
耳鳴的特效藥：殘餘抑制作用……138
自覺性耳鳴與他覺性耳鳴的治療……140
聽骨鏈異常可經由手術改善……143
施打肉毒桿菌……146
耳鳴的其他療法……148
以助聽器矯正聽力，耳鳴自然淡化……150

Chapter 4

耳鳴的自我保健

改善耳鳴第一步：先睡個好覺⋯⋯154
學會控制壓力，有效緩解耳鳴⋯⋯159
耳朵保養，不吃藥是王道⋯⋯177

附錄1 美國耳鼻喉科醫學會耳鳴治療指南⋯⋯181
附錄2 英國耳鼻喉科醫學會治療耳鳴秘訣⋯⋯187
附錄3 耳鳴Q&A⋯⋯193

─前言─

治療耳鳴，最需要改變想法的是醫生

二十多年前，我在台中光田綜合醫院耳鼻喉科開辦了耳鳴特別門診，有位醫學院同學的姊夫前來求診。這位在學術界聲譽卓著的哲學系教授，表示自己有嚴重耳鳴和失眠的症狀，這個問題足足困擾了他兩年之久，也讓他無法繼續在大學裡教書，整個人顯得鬱鬱寡歡。當時的耳鳴特別門診大約需等待六到九個月的時間，但我特別替他安排了三天後的門診加號，不料，特診前一天他竟然在大甲鐵砧山上吊自殺了！這件事在醫界引起不小的話題震撼，隔天新聞報導出現「嚴重耳鳴導致患者自殺身亡」的斗大標題，連國立醫院的教授也開始附和這樣的說法。

但實際情況真的是這樣嗎？事實上這位大學教授被憂鬱症纏身多年，卻從未正視自己精神上出了問題，也沒有向專業的精神科醫生求助，反而三番兩次遠赴西藏尋求另類療法。由於延誤就醫，結果造成無法挽回的悲劇，著實令人惋惜。

耳鳴特別門診中，經常遇到許多憂鬱症及恐慌症的患者。在我的臨床經驗之中，大約百分之十的耳鳴特別門診患者需要轉介到精神科就診。

有人曾經問我：「耳鳴會嚴重到讓人自殺嗎？」

我想起後印象派大師梵谷，他一生中創作了許多膾炙人口的作品，而他留給後世最深刻的印象，是那幅耳朵纏著繃帶的自畫像。據說梵谷在跟好友高更爭吵後，動手割掉了自己的耳朵，並且在兩年後自殺身亡。梵谷為何如此瘋狂地割掉了自己的耳朵？又為什麼結束寶貴的生命？有人說是精神失常導致的結果，不過也有傳言說梵谷並非自殘，而是跟高更爭論時被對方砍下了耳朵。當然，事情的真相早已隨著當事人辭世而成謎，成為人們茶餘飯後閒聊的話題。

梵谷的一生充滿傳奇，後人從過往的病歷及書信中發現，他長期遭受耳鳴及暈眩所苦，更推測他可能因內耳的內淋巴水腫而引起「梅尼爾氏病」。治療過梵谷的醫生曾記載，梵谷經常聽到噪音，讓他感到十分痛苦，因此許多人都認為「耳鳴」是促使他走上自殺之路的導火線。

身為一個專門治療耳鳴及暈眩的耳內科醫生，我從梵谷割耳事件中得到許多啟發。正確來說，嚴重精神疾病常伴隨耳鳴症狀，如果不妥善地治療精神疾病的話，有些患者可能出現自殘的舉動。不只是這位哲學系教授，也許梵谷也是飽受精神疾病所苦，才會結束年輕寶貴的生命，和耳鳴並沒有直接的關係。

耳鳴是來救命不是害命的

耳鳴的成因很複雜，牽涉的範圍也很廣，包括身、心、靈各方面。診療耳鳴的醫生不能只著眼於耳朵，也不能只憑聽力圖[1]就作出判斷，因為許多內耳的損傷或退化已經存在多年，也就是說，內耳已經報案而且結案了。當耳鳴的響度突然增加，很多時候導火線並不在於內耳。所以，耳內科醫生要像真正的內科醫生一樣，仔細檢查身體的各部位及可能產生的問題。例如鼻子過敏、鼻竇炎、胃食道逆流、睡眠呼吸中止症、更年期、恐慌症及憂鬱症……都可能是造成耳鳴的原因。若是醫生能夠發揮「福耳摩斯」明察秋毫的辨案精神，抽絲剝繭地找出各種潛在原因，就能給予正確的治療。

在這個醫學文明高度發展的時代，耳鼻喉科醫生必須有一個認知：耳鳴不能只當成聽力的問題來處理，所以只顧耳朵，不管身體其

他系統的治療方法早已經嚴重落伍了！耳鳴就如同疼痛一樣，是一種警訊，表示身體正在向你發出求救的電報，通知你身體出狀況了！因此我們可以把耳鳴視為身體的警衛隊。有些疾病是沒有立即生命危險的，如果以疼痛來警示，未免太過沉重，因此身體先以耳鳴來提醒你，尤其是聽覺或附近器官系統出狀況時。例如胃食道逆流患者也可能耳鳴，這是因為胃酸到喉嚨及耳咽管的距離很短，一旦胃酸湧上來時，就可能塞住耳咽管，引發耳鳴。

不開藥的哈佛醫生

很多醫生一聽到患者耳鳴，就會開銀杏或維生素B群來治療，結果讓患者越吃越上火，反而放大了耳鳴的感受。這都是以前不瞭解耳

1. 聽力圖：以聲音頻率（單位：赫茲）和音量（單位：分貝）為兩個軸線，記錄聽力損失的程度和類型的圖表。

鳴，沒有找到真正的原因，才會有亂槍打鳥的做法。

一九九一年，我在台中榮民總醫院擔任主治醫生時，有機會遠赴美國哈佛大學醫學院附屬麻省總醫院[2]擔任研究員，主要研究暈眩。麻省總醫院是哈佛醫學院成立最早、規模最大的教學醫院，也被媒體評為美國最好的醫院。對於醫生而言，這裡就如同聖殿一般，許多人都渴望有機會能來朝聖。很幸運地，我在麻省總醫院跟著神經內科的 Barber 醫生看診，在這裡，我學到了身為一個專業醫生應有的「態度」，這也成為改變我一生的重大關鍵。Barber 醫生告訴我：「檢查也是治療的一部分。」我觀察他在診間會花很多的時間詢問患者的身體狀況，並且做詳細的理學檢查[3]，努力找出造成患者不適的真正原因，有需要時才會開藥，這讓我感到非常訝異！

在台灣，不論科別，大部分醫生都很習慣開藥；同樣地，對患者而言，沒有拿藥就好像沒來看診一樣，因此在各個醫院、診所裡，總是可以看到患者手拎一大袋的藥。但是在哈佛的暈眩門診裡，醫生一天只看八個患者，大約只有其中一個患者會開藥，而且一次只開一顆。

在哈佛的一年見習結束後，我也將這樣的診療態度帶回台灣。在治療患者時，除了認真聆聽患者訴說的症狀之外，我也會用心觀察他們的生活型態、情緒及病史。在耳鳴特別門診裡，除了常規的聽力檢查之外，我還會加入語言分辨能力、模擬患者耳鳴音量和音頻，以及耳鳴的殘餘抑制[4]等檢測方式。

2. 麻省總醫院：Massachusetts General Hospital，坐落於波士頓，哈佛大學最大型的醫學教學中心及生物醫學研究基地。

3. 理學檢查：醫生使用自己的感官或醫療器具及設備來檢查患者身體狀況，以收集患者的健康資訊作為問診評估之用。通常會依照人體器官系統依序檢查運作狀態及表現是否正常，但必要時也可以針對特定器官直接施行檢查。

4. 殘餘抑制：Residual Inhibition（ＲＩ），聽力師配合患者耳鳴的音調給予大於其耳鳴十分貝的聲音，長度持續一分鐘後停止，此時患者的耳鳴會暫時減輕或消失一段時間，這個現象稱為殘餘抑制。聽力師觀察患者耳鳴的變化並記錄下來，是耳鳴檢測中重要的觀察數據。請參照本書第三章「耳鳴的治療」。

我認為唯有細心地觀察，耐心地找出線索，才能得知是什麼原因導致患者生病，而他們真正的需求又是什麼。此外我總是主動幫患者減藥，並且耳提面命地告誡他們能不吃藥的話就不要吃，因為許多藥物都是有耳毒性的，例如止痛藥、降壓藥、阿斯匹靈等等都可能會造成耳鳴。

別輕易判耳朵死刑

在耳鳴特別門診看診了二十多年，感觸特別深。很多患者來求診前，可能已經看過其他醫生，但這些求醫過程往往讓他們感到痛苦及恐懼。

許多醫生採取負面醫療的方式，告訴患者：「耳鳴不治療會內耳中風，最後變成耳聾。」或是「你的耳鳴治不好了！」讓患者感到萬分沮喪，繼而失眠，甚至耳鳴更加嚴重。這樣的例子，在門診裡已遇過數千例。其實，除了完整的理學檢查和病史詢問之外，患者最需要的是「有同理心的解釋」。最近一位長笛老師因耳鳴來看診，她告訴我剛開始耳鳴時，到住家附近的耳鼻喉科求診，醫生告訴她是右耳神經發炎，非常不容易痊癒，要她先吃銀杏或維生素B群再說。由於症狀沒有緩解，她又找了另一位頗有口碑的耳科醫生看診，聽力檢查時醫生發現有減損的情況，於是宣告她的內耳神經壞死，不會再復原了，只能試試看。這下六神無主的她更加恐慌了！四處打聽之後，又找到一位相當熱門的開業醫生求助，醫生說耳鳴是自律神經失調所造成的，需要調整身心。

這一連串坎坷的就醫歷程讓她身心俱疲，因此當她經由朋友介紹來到診間時，邊說邊流淚，生怕耳朵的問題已無藥可救。

做了檢查之後，我發現只是因感冒引起耳咽管悶塞，造成聽力稍微下降及耳鳴，這是很常見的情況，並非什麼不治之症。只要將耳咽管調理好，大約一兩個月後耳鳴就會改善。

從這名長笛老師的案例可以得知，即使是身經百戰的醫生，只要一聽到患者有耳鳴問題，往往也會認為是非常難纏的毛病，開始自亂陣腳，因而做出不當的解釋和判斷。

醫生絕對不能說的一句話

我在哈佛學習最先進的暈眩療法之後，一九九四年開始對耳鳴研究產生興趣，因此遠赴英國學習耳鳴減敏療法[5]。記得當時有位Coles教授在第一堂課時說了一句話：「永遠不要對耳鳴的患者說耳鳴沒有辦法可救！」這句話深深烙印在我心中，而每當我在耳鳴課程和會議演講結束時，也經常拿來勉勵台下的醫生。一旦醫生跟患者說耳鳴沒救了，等於是落井下石，只會讓患者失望難過而已，有些患者甚至因此陷入痛苦的深淵，無法自拔。

有時候，患者的恐懼也會加深耳鳴。我曾經遇到一名右耳耳鳴兩年的女性，做過不下十次的聽力檢查，被宣告是治不好的神經性耳鳴[6]時，讓她感到相當恐懼與絕望。不過在我向她詳細解釋病情後，她的右耳聽力損傷雖然沒有改變，但是耳鳴卻消失了。

「治療耳鳴，最需要改變想法的是醫生。」是我經常掛在嘴上的一句話，也常苦口婆心地告訴年輕的耳科醫生們，請多用善意、正面的角度看待耳鳴，不要恫嚇患者，才能避免造成患者恐懼。面對患者時，就算真的沒辦法了，也要說：「我們一起想辦法」，更何況真的有許多方法，只是還沒想到或嘗試過而已。做醫生的唯有先改變對耳鳴的觀念，不再停留在過去錯誤的治療方式，才能真正地幫助患者。

5. 關於耳鳴減敏療法的說明請參照本書第三章「耳鳴的治療」。
6. 神經性耳鳴：因聽神經病變引起的耳鳴，病變原因包含老化、藥物或化學物質傷害、噪音傷害或頭部外傷等。

Chapter

1

剛剛好的耳鳴

適量又有任務性的耳鳴，
是身體最敏銳的警衛隊

人人都可能耳鳴

外界沒有聲音來源，耳朵中卻聽到聲音就是「耳鳴」。其實人人都可能會有耳鳴的感覺，根據統計，在世界人口中，耳鳴盛行率約百分之十五，廣泛使用娛樂及３Ｃ電子產品，也是使耳鳴患者持續增加的原因之一。德國曾做過一個實驗，發現幾乎所有聽力正常的年輕人進入隔音室後都會耳鳴，只是平時身處的環境噪音較嘈雜，所以不會特別留意耳鳴的存在。

英國耳鳴學會在提供一般開業醫生治療耳鳴的資訊裡，也提到了「在任何時間地點，約百分之十的人口正在經歷耳鳴。」這項資料顯示，不管是男性或女性，發生耳鳴的機率是相等的，儘管耳鳴在老年人當中更為普遍，但不管任何年紀，包括兒童都可能會發生耳鳴。

就連醫生也會耳鳴，我自己的經驗是，看完耳鳴特別門診的當天晚上、睡眠情況不好或四周太過安靜時，經常出現耳鳴。尤其是在萬籟俱寂的夜裡寫文章，我腦海裡的耳鳴也會響如萬隻蟬鳴，這是生理性耳鳴，可是我卻覺得像交響樂般悅耳。

耳鳴的真相：身體的警告機制

大家應該都有過耳鳴的經驗，只是聲音大小或時間長短的差異而已。相信很多人在搭飛機時，都曾因氣壓改變造成耳朵悶塞而耳鳴，由於我們很清楚知道原因，所以並不會感到恐懼或害怕。被耳鳴逼入絕境的人們，往往都是由於錯誤認知帶來莫名的恐懼所造成的。

有一位六十多歲的患者，本身也是一名婦產科醫生，他因為突發性耳聾導致耳鳴，感到極度痛苦，甚至一度想要輕生！所幸戴上助聽器後，他的聽力有了改善，耳鳴也減輕一大半，逐漸走出悲傷及恐懼的心情。

連專業的醫療人員，都可能因誤解耳鳴而心生恐懼，更別說是一般人了。有些患者把耳鳴當成無惡不作的壞人，以為它是來害自己的，其實耳鳴是身體自然存在的警衛系統。耳鳴就像是身體的傷口在喊痛，提醒你走出耳鳴的囚犯困境，因此實際上，耳鳴可說是身體的忠言逆耳。

耳鳴和疼痛或發燒的情況一樣，是身體的防禦機制在發揮作用，「剛剛好，不過分嚴重」的耳鳴對身體來說是有益的，有時也是必要的。例如發燒時，我們知道身體出狀況了，就會循線揪出病因來，而發燒也會使血液循環加速，趕快把免疫大軍運送去跟敵人打仗，若盲目地退燒，等於是自己削弱了戰力。疼痛也是一樣的，倘若一個急性腹痛患者被送到急診室，醫生一定不會馬上幫他打止痛針，因為不痛了就找不到原因。急性腹痛是很普通的病，但沒有正確診斷和治療的話卻可能要人命，例如罹患盲腸炎，若只是止痛而不去處理已經發炎的問題，最後可能變成致命的腹膜炎。再回頭來看耳鳴，如果一心只想趕快消滅它，可能就會錯失耳鳴想要傳達的真正訊息。

大腦裡有三個系統跟聽覺中樞關係緊密，那就是睡眠系統、情緒系統和自律神經系統。例如，當我們聽到悲傷的音樂會流眼淚，這就是聽覺中樞及情緒系統產生連鎖反應的結果。因此，我們可以想像，當睡眠、情緒及自律神經出現問題時，就可能產生耳鳴的現象。這就像原本只是暗中巡邏的警車，只要一發現異常狀況，就會開始鳴笛，提醒你危險正在發生。對某些患者而言，耳鳴簡直比情人還要忠心，情人有離開你的時候，但耳鳴卻是一天二十四小時待命，準備隨時保護你。

不瞭解耳鳴的人，以為是它造成身體的問題。如果你相信這樣的說法，就會產生憂傷、恐懼等情緒，讓耳鳴的狀況愈來愈嚴重。更甚者還會造成失眠、睡不好的情況，此時身體就會啟動自律神經系統，造成心悸、胸悶……等連鎖反應，進而讓全身都不對勁。

當身體有些小毛病時，有一點點耳鳴其實是好的，並不會傷害你。耳鳴如同警探在幫忙查案子，用意是在保護你，提醒你要好好注意自己的身體，要學會如何管理以及解讀耳鳴傳達的「善意提醒」，尤其是單側耳鳴。

因此，別再將耳鳴妖魔化了，這種想法不但不正確，還會讓情況愈來愈糟。如何讓患者對於耳鳴有正確的認知與理解，也是治療耳鳴的當務之急。

耳鳴最常發生的原因：聽力系統出問題

儘管醫學界對於耳鳴還有許多未知的領域等待探索，不過就目前掌握到的資訊來看，聽力系統出問題，仍然是造成耳鳴常見的原因。大腦聽覺皮質層負責聲音訊息的轉化，因此我們可以聽到不同高低頻率的聲音，從前端負責接收聲波的毛細胞，到最末端的大腦皮質層，任何一個地方出問題，都可能引發神經細胞不正常的過度活動，進而產生耳鳴。如果是長期持續性耳鳴，可能會讓神經傳導的不正常活動增加，進而與大腦其他區域交互影響，產生憂鬱、焦慮、沮喪……等一連串負面情緒，在不斷的交互作用之下，耳鳴變得更嚴重，生活也會大受影響。

造成耳鳴的三大原因

聽力損傷：包括急性及慢性的傷害，前者是指耳朵接收到超過一百一十五分貝的突然瞬間劇烈聲響，例如鞭炮、喇叭等，後者則是包括超過九十分貝的噪音，在沒有防護措施的情況下，連續長時間持續性傷害，因而造成內耳受傷，或是病毒感染、中耳炎、服用對耳朵有毒性的藥物、自然老化等原因所造成的聽力損傷，都是引發耳鳴最直接的原因。

耳咽管障礙：耳咽管是中耳腔重要的引流管道，不過它也像橡膠管一樣容易故障，一旦當機就會出現耳悶、耳塞、耳鳴等症狀。造成耳咽管障礙的主要原因以胃食道逆流最常見，過去研究人員常忽略胃酸逆流也會造成耳咽管故障，不過自從在患者中耳積水的成分中發現胃蛋白，就開始注意這個問題。耳咽管的開口在鼻咽部，躺下來後距離食道只有短短幾公分而已，酸鹼值僅pH3的胃酸很容易跑到耳咽管，並且造成傷害。喜歡吃消夜或甜食的人，罹患胃食道逆流的可能性會比較高，這也是引發耳鳴的原因。此外，體重過重的人身上的油脂較多，可能會把耳咽管包覆得太緊，造成擠壓。同樣的道理，懷孕的婦女體重大幅增加，也常因耳咽管擠壓而開始耳鳴。

睡眠障礙及自律神經失調：現代人工作壓力大，容易出現自律神經失調的狀況，而自律神經過度活躍也是造成耳鳴的原因。當心情焦慮、緊張時，這些訊號就會傳送至大腦，耳鳴的感受可能會被放大。此外，咖啡因也可能會讓神經系統過度敏感，對耳鳴的感知增加，讓耳鳴變得更大聲。

耳朵結構出現異常，可能發生耳鳴

耳朵的生理構造可分為外耳、中耳及內耳。外耳包括了耳廓及外耳道，耳廓的功能是用來收集聲音，外耳道的功能則是把聲波傳到耳膜，經由外耳道的共振效應稍稍產生擴音的效果。

中耳的組織有耳膜、三塊聽小骨（鎚骨、砧骨、鐙骨）、卵圓窗及耳咽管等。耳膜是中耳及外耳的界線，聲波撞擊耳膜時會造成振動，並且傳至聽小骨。三塊聽小骨則是經由振動，將聲波送至內耳，由於耳膜與鐙骨足板的面積差異，加上三塊聽小骨間的槓桿原理，產生良好的擴音效果。卵圓窗是由中耳到內耳之間的門戶，當鐙骨振動時會經由卵圓窗傳入內耳，內耳淋巴液也隨之波動，並且在圓窗得到釋放。耳咽管又稱為「歐氏管」，連接中耳腔與鼻咽部，用來平衡中耳及外界大氣壓力。

內耳裡有前庭、半規管、耳蝸。前庭及半規管掌管身體平衡，耳蝸裡有一萬多組毛細胞，能將中耳聽小骨振動傳入的聲音訊號，經由聽覺受器（科蒂氏器）轉變為聽覺神經訊號，而聽神經則負責傳導，將神經訊號傳入大腦，產生聽覺。

耳部構造圖

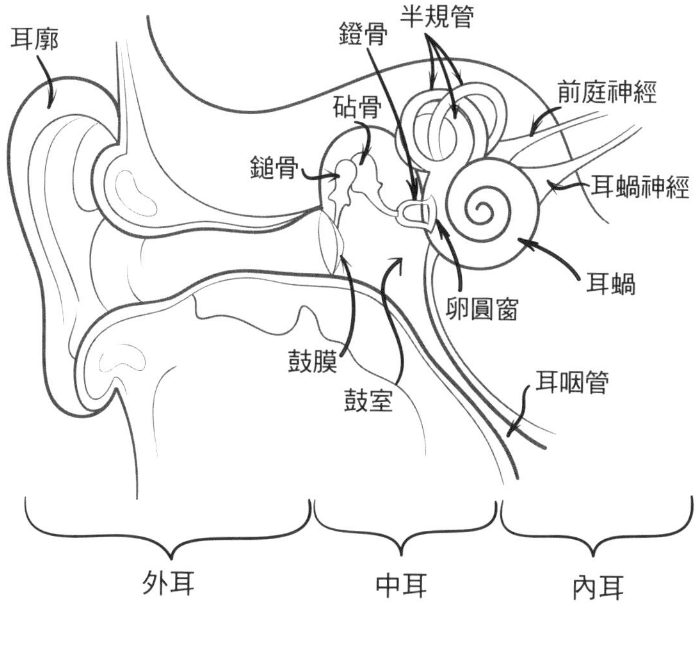

©shutterstock

耳朵的構造裡，只要有一個地方出現異常，就很有可能會耳鳴。曾有一位年輕的男性患者，描述症狀說用力閉眼就會開始耳鳴，連吞嚥口水也會，這個症狀讓人有點猜不透，不過，我用耳鏡一看，病因就一目了然。原來有一根頭髮跑進他的耳朵，黏在耳膜上面。細心取出頭髮後，耳鳴現象立刻完全消失了！真的是牽一髮而動全身。當頭髮或昆蟲跑進耳朵裡，耳鳴就會出來警示，告訴你有異物入侵，請趕快將它們驅離。

耳鳴是可以改善的

通常耳鳴持續出現時，代表聽覺系統或是周邊環境出現了一些狀況。絕大多數耳鳴是良性的警告現象，也就是說，耳鳴是警衛隊，正在保護你。耳鳴並非不治之症，是可以改善的。在影響因素中，有三種是最常見的，而且治療效果立竿見影。

維持耳咽管健康：耳咽管是聽覺的入口，也是改善耳鳴的重要樞鈕。跟耳咽管相關的疾病有過敏性鼻炎、慢性鼻竇炎及胃食道逆流等，只要使用鼻噴劑及減少胃酸逆流的藥物，或是治療鼻竇炎，效果往往令人滿意。

減少吃藥：許多藥物都有耳毒性，或多或少都會傷害內耳毛細胞，一旦停藥後，內耳的威脅消失了，耳鳴就會逐漸減弱。

改善睡眠品質和減少焦慮：聽覺系統的周邊環境裡，對耳鳴影響最直接的，就是睡眠和情緒邊緣系統。因此，睡眠品質好、懂得放鬆心情和適時抒解壓力，等於是幫耳鳴改善了大環境，從許多臨床經驗顯示，只要睡好了，耳鳴自然就會好一半。除此之外，不要攝取過量的咖啡因以及睡前六小時不做劇烈運動，也是從睡眠品質著手預防耳鳴的方法。

耳鳴的重案組

開春門診一週內，耳鳴的重案組病患已經超過十人，其中有六位可以申請殘障手冊。其中九成是中年男性，體「重」過重，打鼾到罹患睡眠呼吸中止症。大腦缺氧睡眠品質惡化，難怪需要耳鳴緊急救援，夙夜匪懈。

造成短期（六個月內）耳鳴的原因還是以「交通事故」最多。因耳咽管交通障礙由鼻過敏或胃酸逆流引起者，仍然是耳鳴初診排行榜的長年冠軍。

絕大多數的突發性耳聾也就是迷路炎（Labyrinthitis），是病毒感染，而非細菌感染，因此急性期治療不給予抗生素而是類固醇。過了兩週後再施予類固醇其實沒有治療意義。此時，提供其他擴血管、神經活化劑，或是針灸、中藥之類的方法都只是「安慰劑」效應了。

迷路炎過了急性期有許多案例會在兩週到兩個月內自然修復，請勿心急。「病急亂投醫」反而經常造成二度傷害。

聽力下降時，耳鳴是大腦的幫手

當聽力變差時，大腦接收到的聲音就會減弱。以具備中請殘障手冊的資格，聽力損失大於五十五分貝的患者為例，進入他們大腦裡的聲音只剩下正常聽力的一部分左右。在他們腦海中，大部分的聲音檔案是空白的，這時耳鳴部隊就會出現，除了警告患者耳朵壞掉了之外，還會把空白的位置填滿。唯有將聽覺系統填滿，聽覺神經系統的編碼才不致錯亂。因此當聽力下降時，有適量的耳鳴是正常的，是給患者善意的提醒，對患者而言才是好的。很多聽障患者在配戴助聽器後，將聲音補足，耳鳴就降低或不見了。

耳鳴常常成為代罪羔羊，掩蓋不想說的秘密

有一位事業有成的中年男性來求診，他的聽力檢查一切正常，但模擬出來的耳鳴卻非常大聲，跟聽力圖完全不對稱。而在他身上測試耳鳴的殘餘抑制作用，卻怎麼也發揮不了作用。這種找不出原因的耳鳴，無法從檢查結果來判斷病因，感覺非常棘手。

一開始，這位四、五十歲的中年男子在診療室始終不肯卸下心防，也不願說出心裡的恐慌及負面感受，在我不斷循循善誘之下，才哭著道出不為人知的一面。原來他患有憂鬱症，總是覺得快樂不起來，加上睡眠情況不好，一直活在痛苦裡。為了掩飾疾病，他在人前總是努力隱藏自己的苦，藏不住了，就把耳鳴當成是代罪羔羊，將身體所有的不適都歸咎於它。

這樣的案例在診間裡經常發生，另一位也是事業小有成就的中年

男子，整整看了一年的耳鳴，卻完全沒有改善的跡象。一開始因患者睡覺時打鼾嚴重，我建議他先至睡眠中心檢查，診斷出是重度睡眠呼吸中止症，不過配戴睡眠呼吸機後，耳鳴的情況仍然沒有好轉。我開始懷疑患者有情緒方面的問題，但在患者刻意的偽裝及掩飾之下，實在很難從外表及言談中斷定。

有次我靈機一動，想到憂鬱症患者通常會喪失性慾，於是詢問陪同患者前來的太太，夫妻之間性生活是否正常？她沒有直接回答，只用眨眼來表示，並且說先生每天早晨醒來總是嘮叨小孩的功課不好，搞得兒子很怕他。我從他太太的話中看到一點曙光，於是繼續追問患者的生活及交友情況，他才終於卸下心防，說自己為了家庭及拚事業，根本沒有時間和朋友來往，這幾年開始感覺沮喪、不開心，連賺錢的動力都沒有了……

有心理問題的患者，常因走不出內心迷宮，所以無法向他人求救，尤其是中年以上的東方男性，更是不敢表達內心的不快樂，所以悶在心裡。對他們而言，把耳鳴當成主訴症狀，比說自己患有憂鬱症容易多了。這種類型的患者，特別會刻意壓抑情緒，因此醫生要有警覺性，若感覺患者的反應違反生理學現象，就必須朝精神疾病方面去思考，必要時轉介精神科，才能真正幫助他們。

破解耳鳴的迷思

狂風暴雨的颱風天，有名年輕人從台南開車到台中來看門診，即使在候診室裡足足等了五小時，也沒有半句怨言。他急於知道為何自己的耳朵半夜會響個不停？是不是身體出了什麼狀況？

我問他：「除了夜晚之外，平時會不會耳鳴？」答案是不會。「那什麼狀況下會耳鳴呢？」他說只有在半夜睡不著的時候。其實這是生理性耳鳴，是人體在正常生理活動下所引起的，大部分的時候會被忽略，但在極度安靜的情況下，很有可能會聽見。生理性耳鳴並不是病，而且每個人都可能會出現，尤其是在半夜睡不好時。

另一位從高雄來求診的俊秀青年，對於自身的耳鳴感到非常焦慮。他的聽力一切正常，沒有任何問題，卻因為耳鳴，一年多來北中南到處奔波求醫，卻束手無策，始終無法走出耳鳴的陰影。

鍵盤柯南，自己嚇自己

有位二十二歲的漂亮女孩，跟著媽媽一起來看診，還沒說清楚自己的病情之前，就先哭泣了起來。原來不久前她動了盲腸手術後，出現大便帶血的情況，回診時，醫生說不排除是克隆氏症[7]，屬於一種罕見疾病。

由於想瞭解自己到底得了什麼怪病，她開始上網搜尋資料，看到網友們的經驗分享，愈看愈心驚，於是就開始耳鳴了。為了解決耳鳴的問題，她又到著名的診所找耳科名醫看診，醫生二話不說，要她自費打銀杏液，折騰了半年，耳鳴症狀還是沒有好轉。

像這樣網路中毒的患者，無論我多麼費盡唇舌地解釋，通常也很難讓他們信服。尤其現在是鍵盤柯南盛行的時代，愈年輕的中毒愈深。很多人身體出現異樣時，首先想到的不是趕快就醫，反而是上網查資料。在網路上Google一下，很容易就會找到一堆似是而非的觀念。但是自己當醫生的結果，往往是自己嚇自己，對病情一點幫助都沒有。

這三個年輕人的例子讓我深深覺得，對耳鳴愈恐懼，愈容易作繭自縛，門診中常常遇見許多過度焦慮而放大耳鳴感受的患者。另外，許多錯誤的醫療諮詢和似是而非的網路資訊，也是讓患者陷入耳鳴泥淖的元兇。

「耳鳴一輩子都治不好」、「鳴久必聾」、「耳鳴會導致腎虧」、「耳鳴就是耳中風」、「耳鳴要吃銀杏及維生素B群」……這些錯誤觀念，可能連很多醫生都未必能百分之百正確解答，但他們的指示又會對求診的患者有極大影響，所以我認為有些觀念亟待釐清。

7. 克隆氏症：一種腸道型發炎疾病，症狀小至腹痛、腹瀉、發燒，大到貧血，關節炎、結節性紅斑均有，會增加罹患腸癌的機率。

迷思1：聽力治不好，耳鳴一輩子都好不了？

當耳鳴開始發生時，患者並不瞭解為何耳朵會突然嗡嗡嗡地叫個不停，所以心裡會恐慌、不知所措。如果醫生又傳達：「耳鳴治不好會耳聾」的訊息，將使患者頓時陷入絕望的情緒裡，以為自己這輩子完蛋了！負面情緒會加劇耳鳴的狀況，耳鳴又會產生負面的想法，一連串的惡性循環，只會把患者推入更加痛苦的深淵。

大部分耳鳴六個月內會好轉

「耳鳴一輩子都好不了」這種說法真的太武斷了！一般而言，大部分的急性耳鳴六個月以內會自然痊癒，而且都可以回復到正常狀態。就如同百分之九十九的暈眩症患者一樣，症狀大部分都會在三個月內好轉。告訴患者耳鳴不會好，只會加劇他們的恐慌和絕望心理。

百分之八十五的慢性耳鳴患者，或多或少都有聽力損失的狀況。雖然感音神經性聽損[8]不能治癒，但是耳鳴的感覺卻是可以被改善、被壓縮的。因為耳鳴不是從內耳發出，是從大腦感覺而來的。大約三十年前，醫學界就確定了耳鳴等於腦鳴的事實，這可以從患者聽覺神經被剪除，但耳鳴卻不會消失，有時反而更大聲來獲得證明。

當耳鳴治不好時，有些醫生會告訴患者：「高頻耳鳴是來自內耳，因為內耳感受聲音的毛細胞受傷無法修復，因此你的耳鳴不會好了！」這樣的說法毫無根據，而且是不正確的。其實多數耳鳴是來自聽覺中樞，此外，雖然內耳傷害無法改變，但耳鳴是傷害反應及防護結果，類似身上的疤痕，會逐漸淡化和適應平息。

8. 感音神經性聽損：內耳毛細胞或聽神經受到損傷時，即使外耳與中耳正常運作，聲音也無法順利轉換為神經訊號、或者無法成功將訊號傳入大腦產生聽覺，因而造成聽力損失。

迷思2：鳴久必聾是真的嗎？

民間有「鳴久必聾」的說法，大眾媒體也常傳達這樣的資訊，因此耳鳴不治療會造成耳聾的觀念普遍深植於許多人的心裡，其實是極度錯誤的觀念。

我在中國的學生，曾告訴我一個病例：有位六十多歲的王阿姨，因耳鳴到當地醫院就診，醫生告訴她：「鳴久必聾，耳鳴的治療很困難！」由於王阿姨六歲時就喪失左耳聽力，這句話就像魔咒般在她的腦海中盤旋不去，她很擔心自己的右耳也會聽不見，就完全無法跟外界交流了。由於太過擔心，導致她連覺都睡不好，耳鳴的情況當然也更加嚴重。後來她換了一家醫院看病，經過詳細的檢查後，醫生告訴她耳鳴並不會導致耳聾。王阿姨聽了後，心中的大石頭終於落地，於是開開心心的回家去，一個月後再複診時，耳鳴的情況也減輕了不少。

鳴久必聾源自傳統中醫的誤解

王阿姨的情況並非特例，在真實的醫療現場時有所聞。既然鳴久必聾是錯誤的說法，為何流傳得如此廣泛？又是從哪裡衍生出來的呢？原來在中醫古籍曾提到：「聾為鳴之漸，鳴為聾之始」，因此這樣危言聳聽的觀念才會流傳下來。

其實導致耳鳴的原因很多，可能來自耳朵，也可能是身體其他部位出了問題。不管原因是什麼，可以確定的是耳鳴絕對不會傷害聽力；相反地，它正在極力保護聽力。任何聽力系統及周邊調控系統出狀況時，耳鳴警察就會出動，並且發出「嗶、嗶、嗶」鳴笛來提醒你注意身體。「鳴久必聾」或「十鳴九聾」的說法，其實是傳統中醫倒果為因的錯誤觀念。

「去除恐懼反應」，是治療耳鳴最重要的關鍵。若無法去除患者的恐懼感，將使其陷入「制約↓放大↓制約↓放大」的惡性循環，引發一系列身體的不良反應。

迷思3：耳鳴會造成腎虧？

幾年前有個年輕男性特別從日本飛回台灣看耳鳴特別門診，二十二歲的他，留著一頭時尚的鬈髮，職業是日本格鬥士，讓我印象相當深刻。二〇一二年初格鬥的第三場賽事，他被踢中胯下的生殖器，加上跟女友出國度假，在旅途中喝了太多咖啡，因而開始失眠，耳鳴也在此時開始發作。於是他看了很多醫生，也找過中醫，吃了不少中藥及接受針灸治療。

檢查之後，我問他：「你現在會耳鳴嗎？」

他說：「完全沒有聽到！」

我很好奇，既然沒有耳鳴，那我能幫他什麼忙呢？

「醫生，我害怕耳鳴會摧毀鬥志！」我向他詳細解釋了耳鳴的機轉，以及大腦裡的睡眠系統、情緒系統及自律神經系統，如何產生惡性循環，最後導致耳鳴的枷鎖。

「耳鳴常常是患者靈魂的出口。」我鼓勵地說。

「那我沒有腎虧吧？」最後，他突然問我。原來年輕的格鬥士最擔心的是耳鳴會造成腎虧。

耳鳴與性功能障礙沒有直接關聯

傳言說耳鳴會導致腎虧，進而讓性能力下降，也許正是不少男性害怕耳鳴的原因。由於中醫古籍有「腎開竅於耳」的說法，因此耳鳴被視為與腎虛、腎虧相關，對一般人而言，常常會有性功能障礙的聯想。將耳鳴跟腎虛或腎虧劃上等號，其實是受限於古代解剖生理學知識的不足，加上教育侷限，才會使這樣錯誤的觀念在華人世界中流傳至今。

迷思4：耳鳴會導致耳中風？

對於耳鳴，還有一項荒謬的說法，那就是「耳鳴會導致耳中風」，遇到突發性耳聾的患者，有些醫生也會說是內耳中風。如此錯誤的觀念，很容易挑起患者的負面反應。

病毒感染不影響內耳血液循環

國外的醫生或學者，聽到耳鳴會造成耳中風或性功能下降等說法，往往感到不可思議。中風是心血管出問題所致，臨床上，「突發性耳聾」的發生絕大多數是病毒感染所造成的，跟內耳血液循環沒有太多關係。耳鳴跟耳朵中風可說是不相關，醫學上也有資料顯示，突發性耳聾的患者將來罹患中風的機率，並沒有比較高。因此，我認為告訴患者耳鳴是耳中風的前兆，或突發性耳聾就是內耳中風，是極不妥當的做法。

迷思5：沒辦法了，只能學習跟耳鳴和平共處？

一名六十歲的女性，左耳耳鳴十多年了，不管是西醫，或是中醫的針灸、中藥全都嘗試過，對於頑固的耳鳴始終束手無策。

看了超過十位醫生，而且都是醫院級的專家，最後被告知只能與耳鳴「和平共處」的她覺得不甘心，又來找我看診，做了核磁共振的檢查後，終於確定是左側聽神經瘤。

當耳鳴治不好，醫生可能會告訴你：「試著跟耳鳴和平共處吧！」或「跟耳鳴做朋友吧！」這些話聽起來好像很有道理，但其實是負面的說法。與疾病和平共處，代表一種「不得已」的妥協態度。當醫生說出這些話，等於是宣告自己沒有辦法，幾乎已經放棄患者了，只會讓患者覺得沮喪、無助，並無法提供正面的幫助。

不是沒有辦法，而是還沒找到原因

耳鳴和身體的疼痛一樣，事出必有因，不能只想著止痛或是消滅耳鳴，而忽略了追查背後的真相。耳鳴的存在，代表身體正在發出求救信號，所以醫療人員更應該善用這條線索，認真追查。不要只看到表面的聽力損失，就說是老化造成的，要求患者坦然接受它。

其實許多聽力下降的情況，早在耳鳴發作前就存在了，一些潛藏的原因，有待醫生去推理和追查。

身為醫生應該充分發揮「傳道、授業、解惑」的精神，教導患者如何有效管理耳鳴，做好身心調適。

耳鳴世界的罪與罰

身處高科技的現代社會，人類往往把生命交給不認識的一方，像是高鐵司機、廚師、船長、藥師……也常常交給醫師。在耳鳴的世界裡，如果醫師輕易替患者判刑，有時會將患者推入無盡的深淵中。

有位五十六歲男子左側耳鳴一個多月求診無效，到醫院做聽力檢查，結果是兩耳高頻聽力損失。耳科專家的結論是他的神經性耳鳴永遠不會好了。病人瞬間感到恐慌焦慮，於是被轉至神經科和心臟科開始吃降壓藥和鎮靜劑。一個多月後，我在台北門診遇見深受耳疾困擾的他。

再一個多月後，他已經停掉所有的藥，包括降壓藥。他很開心自己不必一輩子吃降壓藥，而且得知耳鳴根本不會導致耳中風！

第二位三十九歲男子也是單側耳鳴兩個月，左側高頻中重度聽力受損。做完腦幹電波及核磁共振後即被判定耳鳴不會好了。醫師開了一個月憂鬱症的藥給他，告訴他不必再回來看診。

事實上，詳細檢視他的病史就會發現，聽損不是耳鳴的主因。類似的病例其實非常多，因此醫生需要繼續再教育，不斷地進化自己。

迷思6：運動可以改善耳鳴？

為了減輕耳鳴的症狀，有些人誤以為運動可以改善耳鳴，或分散注意力，這樣做的結果正好適得其反，讓耳鳴響得更大聲，情況更嚴重。運動後血液循環加快，血流量增加會使得耳鳴更明顯。此外，運動也會讓大腦中樞附近的皮質層過度興奮，更放大患者對於耳鳴的感受。尤其是夜間運動，會讓自律神經過於活躍，造成大腦無法關機、放鬆，於是睡眠情況大受影響，耳鳴就會「嗡、嗡、嗡」地響個不停。因此，有耳鳴困擾的人，建議晚上六點後不要再從事太過激烈的運動。

迷思7：吃銀杏或維他命B群可以改善耳鳴？

有個年輕男孩報考警校做了體能測驗之後，突然發生單側耳鳴，已經持續一個月了。他到三家醫院求診，吃了一堆藥都沒效，感到焦慮萬分。當他來到我的門診時，說自己吃了銀杏後感覺腦部血流增強，耳鳴反而變得大聲，害他擔心到睡不著：「怎麼辦？我都想寫遺書給我的爸媽了……」

我向他解釋耳鳴的機轉，以及原因可能是內耳破洞造成的。「這是小擦傷，而耳鳴只是聽覺的疤痕，過一陣子就會漸漸淡化，就跟所有傷口一樣。」

焦慮男孩聽完終於露出笑容，「那熬夜會變大聲，對吧？」

我問他為什麼熬夜，他說想去參加跨年晚會啊！

「你剛剛不是說要寫遺書嗎？」

「現在不用了啦！我都還沒有交過女朋友……」男孩靦腆地笑了。

增快血液循環和提振神經敏感度，會讓症狀更明顯

使用銀杏或維他命來治療耳鳴，是很多醫生常使用的方法。銀杏會促進血液循環，維他命B群會提振大腦的神經系統，對於耳鳴的患者而言並無益處，只會讓耳鳴的感受更加明顯而已。銀杏、擴血管藥物以及維他命Ｂ群常常被拿來當作安慰劑使用，但銀杏和擴血管藥不僅對耳鳴暈眩無效，而且可能還會放大感受，讓患者愈吃愈上火，愈吃愈心慌。

Chapter

2

耳內科時代來臨

多年前，有一位在台灣做生意的德國男子，帶著他的丹麥籍太太來到門診求醫。患者說自己耳鳴已經好多年，在丹麥及德國都看了很多醫生，但一直找不出原因，當然，痛苦也一直無法解決。

我聽完後，馬上幫她安排聽力檢查及斷層掃描。這對外國夫婦感到很訝異，若在德國，這些檢查大多要等上三個月或半年才能排得到，可見台灣的醫療真的很方便。

遺憾的是，該做的檢查都做了，還是無法找到病因。當時我真的百思不得其解，心想：「我真的被考倒了！」由於他們在台灣停留的時間有限，離台前，我們互換了 e-mail，並且持續保持聯絡。

半年後，我剛好有機會去比利時的布魯日參加國際耳鳴醫學會議，出發前寫了封信告訴他們，沒想到，等我一到下榻的飯店房間，竟然發現這對熱情的夫婦就住在我的對面！原來這位德國先生急於知道，這次會議是否有些耳鳴的新資訊，對於他太太的病情有所幫助，因此一路追著我跑。

會議結束後，我們相約一起晚餐。用餐時，我注意到他太太整晚大約喝了七、八杯咖啡，而且每次都倒了七、八包糖在裡面。此時我的腦海中閃過一個念頭，「會不會她就是吃太多糖造成耳鳴呢？」追問之下得知，她一天要喝二十杯以上的咖啡，而且一定加超多的糖。

糖吃太多會導致血管滲透壓改變，讓血流速度增加，引發搏動性耳鳴[9]，因此患者老是聽到「呼、呼、呼」的聲音。

既然找到了可疑的原因，我當場勸她不要再喝那麼多咖啡了，尤其是糖一定要減量才行。此外她也有其他情緒障礙的因素影響耳鳴，不過在改變飲食習慣之後，過了一陣子，耳鳴改善了許多。

9. 搏動性耳鳴：病患耳內出現有如心臟或血管脈搏跳動一樣的耳鳴，聲音有規律，且常和心跳速度一致。起因多為血管病變產生畸型，或是血流動力學上的異常，如嚴重貧血、高血壓、動脈硬化等。

耳鳴的發生一定事出必有因，而且魔鬼往往藏在細節裡！由於耳鳴跟全身系統都可能有關聯，因此，患者發作的原因也不盡相同。每次看耳鳴特別門診時，我就像「福耳摩斯」一般，不斷地從患者身上尋找蛛絲馬跡，幫助他們解決痛苦。

對我來說，即使已經看了二、三十年的耳鳴特別門診，還是愈看愈津津有味，愈看愈有意思。雖然很多病例不容易破案，但幾乎都有線索或有跡可尋。通常費盡心力才找出來的答案，會比開刀讓患者聽力提升更有成就感。

更年期失眠容易造成耳鳴

今年元旦，我收到一位患者寄來的油畫桌曆及感謝信，信中提到，耳鳴開啟了她人生中的另外一扇窗，讓她發掘自己過去不知道的畫畫潛能。

這位退休的國中老師來求診前可說吃了不少苦頭。因為耳鳴讓她痛苦萬分，又找不到正確的治療方式，只好到處求醫。台北的醫學博士告訴她要趕快吃藥治療，不然最後可能會耳聾或耳中風。嘉義的氣功師父卻說她耳朵裡藏有一百三十七隻鬼在作亂，必須用氣功驅離才行，否則以後可能會得癌症。在無所適從的情況下，她開始每週接受頭部氣功按摩兩次，每次一個小時。當然，這些方法都無法幫她改善不適症狀，耳鳴還是經常響個不停，她才藉由畫畫來尋找生命的出口。

補充荷爾蒙、改善睡眠狀況，耳鳴自然消退

當我聽到這些對耳鳴的「邪說」時，真是感到好氣又好笑。這位患者正值更年期，台灣女性更年期最常見的症狀，並非潮紅或冒汗，而是睡眠障礙。當我們長期睡不好，身體會處在緊張狀態，聽覺系統就會受到干擾，進而引發耳鳴。此時如果再聽信邪說，認為耳鳴是妖魔鬼怪，是來害你的，肯定會愈想愈心慌，耳鳴的狀況也就變更糟了！

大約十年前，針對女性更年期的患者，我會使用安撫心靈的方式，多跟她們作心理諮詢，但效果並不明顯。現在，遇到更年期女性，我通常會幫她們補充黃體素以及雌激素，或是會診婦產科專科醫生，就可以有效改善更年期的睡眠障礙。只要睡得好，耳鳴狀況通常都能降低甚至不見。經過治療後，患者心情也變好了，此時我就會在病歷上註解為「Happy Go!」表示她們又重新找回快樂的人生。

漂浮的女人：偏頭痛體質造成暈眩及耳鳴

一位患有陣發性暈眩的中年女子，兩年來總共發作九次，每次都需要臥床三至七天。由於暈眩已經嚴重影響到日常生活，讓她不堪其擾，陸陸續續看了四位醫生，而且都是北部醫院的專家，試圖找出暈眩的原因。其中三位專家一致認為是梅尼爾氏病，另一位則說是自律神經失調。

找不到確定的病因，讓患者以為自己得了什麼難治的怪病，更感到心慌，症狀可能因此加劇，最後來到門診。其實這位患者是很常見的「前庭性偏頭痛」，我稱之為「漂浮的女人」。

每次門診大約會出現二十個漂浮的女人，她們的症狀是頭痛、頭暈，還可能伴隨耳鳴。

根據統計，台灣大約有百分之二十的女性屬於偏頭痛體質，而且每三個偏頭痛體質的女性裡面就有一個會暈眩。因此，幾乎可以說滿街都是漂浮的女人！

早在二十多年前，我就發覺門診中偏頭痛體質的女性患者特別多，而且都找不到確定的病因。我還記得有一位女患者因為頭痛及暈眩的問題，找到了台北非常有名的醫生診治，結果被推斷為梅尼爾氏病，她暈眩的病史已經超過十年，但聽力仍舊是正常的，不像梅尼爾氏病的患者，聽力會逐漸受損。不死心的她，又到另一家醫院找了一位教授級的醫生看病，這次則說是病毒感染所造成的「復發性前庭神經炎病變」。但前庭神經炎就如同顏面神經麻痺一樣，是病毒感染所致，只要得過一次以後就會免疫了，應該不太可能會反覆發作才對。之後又有其他醫生認為是後顱窩循環不良，警告她可能是中風的前兆。至於從美國回來的醫生，則從X光片裡看到脊椎有輕微的骨刺，判斷她是「頸性暈眩症」。

接連看了四位醫界大師，每個人的答案都不一樣，可見並沒有找到真正的病因。雖然當時我也無法確定她的問題是什麼引起的，但這個案例一直記在心上。後來我到哈佛大學進修時跟指導教授 Barber 醫生提到這件事，他認為很可能跟偏頭痛體質有關。Barber 教授的見解觸動了我的思考，於是就到圖書館找相關資料，才發現原來偏頭痛體質其實很常見！

偏頭痛體質

偏頭痛（Migraine）的翻譯常讓人誤解，以為是「偏一邊的頭痛」。其實偏頭痛有可能是頭部兩側都痛，也可能是後腦痛。此外，還有許多患者是以頭暈或耳鳴等症狀來表現。

我從哈佛回台的那一年，剛好美國UCLA著名的神經內科教授巴洛可發表了一篇文章，提到「與偏頭痛體質相關的暈眩」（MAD，

Migraine Associated Dizziness），指出這是一種會讓人發瘋的頭痛疾病，這更加印證了我的想法。當然，多年來在門診裡許許多多的女性患者也一再證實這個理論是對的。因此我常說：「暈眩症的治療，都是女性教會我的！」

二十五年來，我持續推廣「偏頭痛體質會造成暈眩」的觀念，但至今仍然沒有得到普遍的共鳴。我到中國演講時，也提出同樣的見解，但是與會的學者們似乎也都半信半疑。直到二〇一三年，國際「前庭性偏頭痛診斷標準」將暈眩納入症狀的其中一項，大家才開始正視這個問題。

容易跟梅尼爾氏病搞混

漂浮的女人常被誤認為梅尼爾氏病（ＭＤ，Ménière's disease）。實際上，ＭＡＤ的發病率是ＭＤ的二十倍以上。漂浮的女人有時還會被許多專家誤認為「椎基底動脈循環不全」[10]，造成無謂的恐慌，誤以為自己將來容易中風。

漂浮的女人幾乎八成都有家族病史，也就是遺傳因素所造成的。常見的症狀是頭痛超過四小時以上，而且伴隨噁心、想吐、畏光、怕聲音等情況。此外，這些女性患者還有一項共同特徵，那就是常暈車，平衡感不好。

導致這些女性「漂浮」的原因，其實是荷爾蒙在搗蛋。如果讀者在荷爾蒙變化較劇烈的時候會感到頭痛、頭暈，例如經期前後、青春期、生完小孩或更年期，就要當心自己屬於「漂浮一族」。在治療上，患者服用某類鈣離子阻斷劑的效果不錯，不但能預防頭痛，還可以穩

10. 椎基底動脈循環不全：椎基底動脈負責供應小腦與腦幹血液，末端延伸包括內耳動脈。小腦與內耳均與平衡感密切相關，所以椎基底動脈供血不足會導致暈眩。其他症狀包括口齒不清、手腳或顏面麻木、頭痛、噁心嘔吐等。

定平衡系統。如果發作頻率很高，病情較嚴重的患者才需預防性吃藥；如果一年或一季才發作一次，就不需要天天吃藥，只要發作時再服用就可以。

生產後月內風，可能是荷爾蒙作怪

台灣女性有坐月子的習慣，即使是醫學發達的今日，還是很多準媽咪生完小孩後不敢馬上洗頭，怕會有「月內風」。這些媽媽們擔心，若沒有遵守坐月子不洗頭的禁忌，不小心受到風寒，後半生隨時都可能頭痛不已。其實，這是以訛傳訛的資訊。生完小孩容易頭痛的原因，很有可能是產後荷爾蒙發生變化所致。因此我認為，有偏頭痛體質的女性，就算坐月子不洗頭，之後還是可能會頭痛，而沒有這種體質的人，就算坐月子時拚命洗頭，也不會留下後遺症。頭痛的關鍵在於荷爾蒙變化，跟洗頭與否無關。

漂浮的女人少碰3C食物

每年中秋節前後，因暈眩症求診的女性往往暴增，在我的門診裡也有不少漂浮的女人，追究原因，竟是柚子惹的禍。此外，還有一個有趣的現象，就是每年西洋情人節過後，女性暈眩症的患者也會變多。之前有位年輕患者說自己頭痛時會吃巧克力抒壓，但陪伴她前來就醫的男友卻說她每次一吃巧克力，就更會頭痛、頭暈、耳鳴，要她別再吃了！這位體貼的男友觀察得沒錯，巧克力的確會誘發偏頭痛，所以有偏頭痛體質的女生，在情人節時收到甜蜜的巧克力，要當心可能成為症狀發作的誘因之一。

根據醫學統計，MAD有半數因食物誘發，其中3C食物——乳酪（cheese）、巧克力（chocolate）及柑橘類（citrate）因為含有酪胺酸，會造成血管痙攣、緊縮，容易引發頭痛、暈眩。除了3C食物之外，我還要提醒漂浮一族們，也要當心第四個C，那就是咖啡（coffee）。

咖啡是比較奇特的食物，對某些頭痛或頭暈的人而言，喝咖啡可以改善症狀，但有些人喝了卻會讓症狀加劇。因此，若你發現自己喝咖啡後會產生不適症狀，表示跟它們無緣，最好少碰為妙。

有偏頭痛體質的人，建議也別吃含有亞硝酸鹽的食物，如香腸、熱狗、火腿，以及避免攝取代糖「阿斯巴甜」。包括低糖可樂、低卡汽水等飲料，還有無糖口香糖等都可能含有阿斯巴甜，不小心吃到，很可能引發頭痛。

內耳鬧水災：梅尼爾氏病

一位七十多歲的男性表示，自己的左耳老是耳鳴，而且已經持續兩年多，看過無數的醫生，打針、吃藥之後，依然找不出病因。由於不知道自己究竟得了什麼病，每天都要吃十多顆藥才能安心。

他到私立醫院求診時，被診斷為內耳中風，也就是突發性耳聾。醫生宣判他的內耳神經已經壞死，必須吃血液循環劑及維他命B群來改善。這名男子聽了醫生的話，傻傻地吃了半年多，不但沒有治好耳鳴，還出現新的症狀——嚴重暈眩。心慌的他趕緊轉往國立醫院向資深的教授求救，在做了兩次詳細的核磁共振（ＭＲＩ）後，教授說他的腦神經沒事，但聽覺神經已經壞死了。

「這種情況吃藥沒用，你的耳鳴已經治不好了，只能自己慢慢適應吧！」再一次地，他又被醫生判了死刑！不死心的他繼續轉往私人診所求診。此時，他的嚴重暈眩又再度發作，因為不知病因，心裡充滿了恐懼。這次醫生仍舊說：「這種暈眩及耳鳴好不了，要一輩子吃藥控制，才能避免發作！」

遭受連番打擊的他來找我看診時，已經不抱持太大的希望。我聽了他的症狀，並且詳細檢查後，確認為典型的「梅尼爾氏病」。

梅尼爾氏病（MD，Ménière's disease）又稱為內耳高血壓或內耳青光眼，顧名思義，代表患者內耳的壓力過高。而造成內耳高壓的兇手，則是迷路水腫。

梅尼爾氏病經常被過度診斷

「梅尼爾氏病」是最知名的暈眩病症，許多患者都自以為患有「梅尼爾氏病」，但真正罹患梅尼爾氏病的，往往只有十分之一。一八六一年，法國醫生柏斯貝・梅尼爾（Prosper Ménière）解剖了一名生前患有暈眩症的女性患者，發現她的平衡器官（內耳迷路[11]）出現異常病理變化，包括了壓力過大及循環不良等情況，因而揭開了造成許多患者暈眩的原因。為了紀念他，因此將內耳壓力過高造成的聽力損失、暈眩及耳鳴等症狀的疾病，稱為「梅尼爾氏病」，簡稱ＭＤ。

很多醫生一聽到患者常暈眩，就會診斷為梅尼爾氏病，但其實很多都是前庭性偏頭痛型的暈眩。梅尼爾氏病最大的特徵是聽力會隨著患病時間增加而逐漸變差，而且暈眩發作前，耳鳴會先來報到。

內耳的膜迷路爆破造成暈眩

我常說梅尼爾氏病就如同內耳的大水災一般。人類的內耳（包含耳蝸和前庭半規管）就像兩顆花生米一樣大，裡面有內淋巴及外淋巴

11. 內耳迷路：內耳因為結構複雜，別稱「迷路」。內部構造可粗分為由前庭、耳蝸和半規管組成的骨迷路，與包裹在骨迷路內的膜性囊或管道構成的膜迷路。

循環系統。當內耳的淋巴循環機制失調，就會產生水腫，進而讓壓力攀升，接著維持平衡的「膜迷路」就會因高壓而爆破、損傷，使患者產生暈眩、天旋地轉、噁心、嘔吐等症狀。不過膜迷路有自癒功能，差不多半天時間左右就會自我修復，維持平衡的作用也會恢復正常，患者的不適感也就消失了。但內耳淋巴水腫的情況會反覆發作，膜迷路也就一再經歷爆破、修復、爆破、修復……等循環，在這個過程中，會使得聽力逐漸減損。

瑞典著名的耳科教授 Jan Stahle 花了三十年的時間，觀察了一百名梅尼爾氏病患者，發現他們的平均病程[12]為五年。患者的聽力隨著病情變化可分為一至四期，第一期為數值呈現波動性的聽力損失，第二期聽損約二十五至四十分貝，第三期聽損約四十至六十分貝，通常到第四期時，聽力會減損至六十到七十分貝左右，並且維持穩定，暈眩症就會停止發作。這很有可能是因為每次內耳膜迷路自我修復時，就會產生結痂，一再的結痂、長疤，到了一定的程度時就會失去作用，內耳也因為循環不良，不再水腫、爆胎發作了。

耳鳴是梅尼爾氏病的救命丹

治療梅尼爾氏病，首先要控制暈眩。在暈眩仍然斷斷續續發作的活動期，低音量的耳鳴就像臥底的警探般。等到水腫要爆破，大量暈眩將如海嘯般來襲時，耳鳴就會緊急大響，提醒患者免於突然失去平衡而遭受傷害。因此，別再錯怪耳鳴是來害你的，甚至誤以為是耳鳴引發了暈眩，而是要和它密切合作。

梅尼爾氏病是一種富貴病，患者一定要遵守低鈉飲食，才能避免水腫，並且要學會抒壓、改善睡眠情況。當症狀發作時也不必恐慌，

12. 病程：患病過程，意即疾病的特定發展與時間變化。

將耳鳴的那側耳朵朝天，保持靜止不動，就會感覺好多了。等暈眩過了一、兩小時後，再服用止暈止吐的藥緩解症狀，然後睡一覺就好了！

等到暈眩平靜了一年以上，待第四期聽力不再變化，這時可以讓患者配戴助聽器，平衡感就會穩定，耳鳴也就自動減弱或是消失了。若暈眩超過三個月都沒有再發作時，就不必吃止暈藥，因為長期吃藥反而會破壞大腦裡平衡系統的代償機轉[13]。

關於梅尼爾氏病常見的錯誤認知

✕ 把暈眩症都當成是梅尼爾氏病：暈眩症不等於梅尼爾氏病，沒有聽力損失的就不是梅尼爾氏病。臨床上十位認為自己是梅尼爾氏病的患者，可能只有一位是真的罹患此病。

✕ 暈眩沒發作時，還是一直吃止暈藥：患者害怕暈眩發作，長期吃鎮靜止暈藥，有許多藥物上癮的狀況比罹患梅尼爾氏病更嚴重。正確的做法應該是三個月沒有發作，就不必吃藥了。

✕ 長期服用降血壓藥：暈眩發作時血壓升高，就以為自己罹患高血壓，因此長期吃降壓藥，血壓降得太低導致姿勢性頭暈，越吃越暈。

✕ 不做定期追蹤：梅尼爾氏病的患者有不少人缺乏定期追踪聽力的概念，約有百分之十到二十的患者，另一側耳朵也可能會病發。

✕ 以為耳鳴有害身體健康：其實在這段辛苦的病程裡，耳鳴是很重要而且必備的警探，梅尼爾氏病患者應重新認識這位生命中的恩人。

13. 代償機轉：亦稱代償作用，為人體自然的保護機制之一。當特定器官受損，使身體機能出現問題時，為了維持正常運作，身體會加強具有類似功能的其他器官的能力，以適應或補償所需的一種生理現象。

用藥錯誤造成嚴重後果

頭暈不要一直吃止暈藥

在門診中，暈眩的患者不少。長年看暈眩症，最讓我感到無奈、甚至生氣的一點就是，這些患者一直在吃止暈藥。每次我幫學生上暈眩課時，第一句話一定先說：「頭暈的患者，不要給止暈藥！」

頭暈一直吃止暈藥，聽起來好像是正確的，其實是極度錯誤的做法。暈眩症發生的原因，常常是一側的內耳平衡器出現小故障，這時需要正常的健側[14]平衡器，加上平衡中樞啟動危機代償機制，才可調整並維持平衡。吃了止暈藥會將健側平衡器關掉，導致患者的平衡中樞找不到平衡點，當然會越吃越暈。

梅尼爾氏病頑固型暈眩發作的患者之中，有些是暈眩情況非常嚴重的案例。因為內耳水腫引發梅尼爾氏病，經常有如天旋地轉般暈眩，讓患者痛苦不已，嚴重影響到生活品質。在不得已的情況下，可以選擇以開刀的方式改善暈眩的症狀。

利用手術把掌管平衡的前庭神經截掉，等於是將大腦裡原有的平衡系統給破壞掉。不過大破壞之後就會有大建設，手術後一兩個月內，大腦的平衡中樞跟神經核就會重新改寫平衡程式。這樣的做法，等於把患者小時候學爬、學走路與學習平衡的經歷全部抹去。經過兩個月左右，患者重新找到平衡感後，就可以騎自行車，甚至是開車了。

不管是一般暈眩，或經由手術重新找回平衡感的患者，如果一直吃止暈藥，就像是把大腦代償的程式關掉，抹滅重新改寫程式的能力，患者自癒能力也會被破壞掉。暈眩的患者不吃藥，也許一週左右就會好轉，若一直吃止暈藥，有可能一個月都好不了。

14. 健側：相對於患側，指健康未患病的部位。

吃錯藥暈上加暈

暈眩或耳鳴的患者裡，有不少吃錯藥的案例。例如一位女性患者十多年前就開始暈眩，去年開始出現明顯耳鳴，由於是老病號，她也很認命地吃藥，同時已習慣跟這些症狀和平共處。

當她來看診時，我發現她的聽力狀況很好，沒有聽力減退，根本不可能是別的醫生所診斷的梅尼爾氏病。從症狀顯示，她應該是屬於偏頭痛體質的患者，但錯誤用藥反而導致她一直處於暈眩狀態。而這十多年不斷吃藥的結果，並沒有改善她的症狀，反而讓她暈上加暈，每天搖搖晃晃地過日子，還從暈眩症，一路被診斷為梅尼爾氏病。

除了止暈藥，暈眩的患者一直在吃降血壓藥，也常常吃出問題。我們的身體就如同一部強大的智慧型電腦，可以根據你的年齡、體型、血管等等情況，設定你的血壓值該是多少。有些患者因頭暈導致血壓升高，卻以為是血壓升高造成頭暈，覺得一定要吃藥降低血壓才安心。

要知道，缺血性中風有些是因為血壓過低，血流打不上去所致，低血壓反而比高血壓多其他的風險。因此，許多因偏頭痛體質而暈眩的患者，實在不應該長期吃降壓藥。

沒有真正高血壓，不需長期吃藥

另一名六十八歲的女性患者已經長期服用降血壓藥七、八年，停藥兩週後，平均血壓才只有收縮壓一百一十二、舒張壓六十五毫米汞柱左右。像這樣的患者很多，他們被要求長期服藥，在我遇過的患者當中，從服藥一年到三十年的都有。臨床上有許多不需要吃降血壓藥卻又長期用藥的患者，常讓我感到十分無奈又心急。台灣的高血壓用藥浮濫，年紀稍長一點的長輩，幾乎人人都在服用，這些藥物的濫用，讓人擔心台灣成為「東亞藥夫」。此外，高血壓藥的濫用，也造成許多頭暈和耳鳴的患者。

在耳鳴的動物實驗裡，會先幫老鼠進行制約訓練，當聲音一出現，老鼠探出頭來時，就用電流電牠一下，讓牠產生錯覺，以為是聲音在電牠，要趕快逃跑才行。等到老鼠訓練好了，就會注射阿斯匹靈，讓牠們耳朵聾掉，並且產生耳鳴。當耳鳴一發作時，老鼠以為有電流的聲音又出現了，就會想趕快跑走。降血壓藥以及阿斯匹靈的耳毒性是確實存在的，頭暈和耳鳴就是常見的藥物不良反應。許多患者都有停掉高血壓藥後，頭暈或耳鳴也跟著消失的經驗。例如有位八十五歲的阿嬤因姿勢性頭暈來看診，她也是吃了二十年降壓藥的假性老病號，在停藥後不但血壓正常，頭暈也好了。

身體狀況差時就醫，造成假性高血壓

至於為何會有這麼多假性高血壓患者？其中一大原因應該是當患者頭痛、頭暈時來看醫生，這時因血管緊縮，血壓值當然就會偏高。

如果在身體正常情況下測量，假性高血壓患者應該就會減少一大半。

除了降血壓藥造成頭暈之外，鎮靜劑（ＢＤＺ）上癮也會造成藥物性頭暈。許多暈眩症患者因為焦慮、恐懼發作求診，醫生會開鎮靜劑，久而久之就形成藥癮，變成更加棘手、麻煩的問題。

服用高劑量鎮靜劑容易上癮

為了讓耳鳴不響，就讓患者服用高劑量的鎮靜劑，結果讓大腦變得迷迷糊糊，像電腦呈現休眠狀態一樣，這樣的治療方式不但沒有意義，而且是捨本逐末的做法。這就像賄賂身體的警察一般，利用很強的鎮靜劑讓他沉睡，但這種方式用久了，就會養大對方的胃口，使用的劑量愈來愈大，付出的代價也就愈高。藥癮是耳鳴治療裡最麻煩的，如果患者沒有下決心，並花時間把藥癮戒除，耳鳴是很難得到改善的。

看暈眩特別門診時，我經常想起我在哈佛的老師 Barber 醫生說過的話。他說「寧可和患者多解釋一刻鐘，也捨不得多開一顆藥給他們吃。因為，那是錯誤的事。」頭暈及耳鳴的治療應該從減藥和停藥開始，但前提是醫生必須要有勇氣與ＥＱ，才能跟患者好好地溝通。

內耳的大災難：突發性耳聾

說到內耳的大災難，除了梅尼爾氏病之外，不能不提到突發性耳聾（SD，Sudden deafness）。突發性耳聾並不是指單一種疾病，而是一群病症的總稱，包括了病毒感染（約占百分之九十以上）、聽神經瘤（約占百分之二到五）及梅毒感染（約占百分之一到二）。一般而言，不明原因的突發性耳聾大多是指病毒感染。通常因突發性耳聾前來求診的患者，只要有聽力損失且兩耳聽力不對稱達二十分貝以上，我一定會先安排進行核磁共振檢查，等到排除聽神經瘤的可能性之後，再做其他的考量。

有些患者一發生突發性耳聾，就被醫生診斷為「內耳中風」。突發性耳聾是病毒感染所致，跟血管是沒有太多相關的，況且國外正式的醫學研究裡，並沒有「耳中風」這個病名。以前叫突發性耳聾患者住院，會使用「耳中風」這樣比較容易瞭解的名詞，但這樣的解釋只會擴大他們的恐懼而已，對病情並沒有助益。

耳鳴對於突發性耳聾患者的作用

突發性耳聾的患者通常會有耳鳴症狀，它的作用就像火災警報，告訴大腦內耳發炎、著火了，需要趕快滅火。耳鳴的另一項重要任務是幫聽覺中樞填補因為聽損而缺乏的信號。聲音分為低頻、中頻及高頻，若高頻缺損，聽覺中樞就無法收到訊號，此時耳鳴會遞補高頻的位置，讓中、低頻訊號的接收不受影響。若沒有耳鳴來填補位置，高頻的部分是空的，中、低頻訊號會發生混亂，患者的聽力就會更糟。臨床上，耳鳴特別門診大約做過四千例耳鳴患者的測試，結果發現聽力損失最多的頻率，八成以上都跟耳鳴的音頻差不多。例如四千赫茲是人類聽力最容易受傷的聽域，耳鳴的音頻通常也都在這個範圍左右。

突發性耳聾

在我的患者裡，也有受不了突發性耳聾之後產生的耳鳴，因而自殘的案例。一位中年女性因突發性耳聾又耳鳴，到處求醫無效，在萬念俱灰之下，竟拿起鐵棒戳進患耳……如今悔不當初的她，自嘲為「女梵谷」。

這位女梵谷的案例可說是相當複雜、棘手。原本突發性耳聾造成患者的聽力減損約六十分貝，但她的耳朵外傷後造成耳膜毀壞及耳道閉鎖，聽力損失嚴重程度多出三十分貝，耳鳴更加被放大百倍。

一般突發性耳聾患者，可以使用助聽器來矯正聽力，加上調整情緒及睡眠品質，耳鳴的狀況可以減少。但女梵谷一時衝動，不但為自己惹下麻煩，也少了一項治療的武器可以用，因為她的耳道已經整個坍崩、閉鎖，根本沒有地方可以放助聽器，只能先用安神及抗憂鬱的藥物，讓她減少恐懼，避免一直產生負面想法。另外我也做了重建耳道及鼓室成型手術，將閉鎖的耳道打開，重建耳膜及聽骨鏈，並且叮嚀她好好照顧傷口，才能將傷害減至最低。

免疫力差導致病毒感染

內耳的病毒感染就跟顏面神經麻痺一樣，在身體免疫力較差時，可能遭受病毒攻擊，並且產生病變。不同的是，使用類固醇治療後，九成以上的顏面神經麻痺患者皆能完全康復，但內耳病毒感染平均大約只有一半的患者聽力會明顯進步，另一半聽力會受損較嚴重。

當身體遭受病毒感染後，藥物跟體內的防禦細胞會聯合起來撲滅病毒，在一陣廝殺之後，內耳毛細胞就如同殺戮戰場一樣，多少都會受到損傷。顏面神經麻痺遭受病毒攻擊的部位是神經節，復原性較好，而內耳迎敵的則是毛細胞的感受器，若發炎將形成永久性的傷害，也就是說即使將病毒驅除，有些功能也可能無法完全恢復。

內耳病毒感染通常只有在發病急性期兩週內，藥物治療才能發揮作用，錯過了這段黃金時期，任何治療方式都可能於事無補。如果治療產生效果，修復好的毛細胞會再度通電，差不多兩個月左右就能正常運作。相反地，已經受損的毛細胞，就可說是回天乏術，再也修復不了。

增加身體復原力以求自體恢復

國外曾有醫學研究報告指出，內耳病毒感染時，積極治療跟完全不治療的患者，結果並沒有太大的差異。有位年輕的女性患者，發病三週後才哭著前來就醫，因為已經錯過黃金治療時間，所以我並沒有再給予任何藥物。不過由於她還很年輕，身體復原力還不錯，加上又只有中度聽力損失，恢復情況會比重度聽力損失或全聾好很多，所以我還是安慰她不用太擔心，果然，六週後她的聽力就恢復了。

突發性耳聾兩個月後，聽力狀況可望穩定

一般來說，突發性耳聾不管如何治療，兩個月後聽力就穩定了，之後做任何補救，幾乎都是無效醫療，而且容易造成二度傷害。突發性耳聾的患者和許多耳鳴患者一樣，常因為莫名、錯誤的恐懼，而陷入嚴重藥癮，例如鎮靜劑及安眠藥。其實對他們而言，及早停藥才是最重要的，因為不管中藥或西藥或多或少都具有耳毒性。

從我的臨床診斷經驗來看，突發性耳聾的耳鳴病程大致上可分成三期：

1.急性期（發病後〇到三個月）：用寬頻的噪音來減敏，並給予低劑量的安神藥物。突發性耳聾患者最辛苦的是前三個月，也就是發病後的急性期，大多數的人在一年內，耳鳴問題就不會再造成困擾。

2.亞急性期（發病後三到六個月）：此時最重要的是停掉所有藥物。當聽力穩定之後，任何藥物的耳毒性，對內耳而言反而是一種傷害。建議以適量的環境聲音，訓練大腦回歸往常的生活作息。

3.恢復期（發病後六到十二個月）：聽力穩定三個月後，只要睡眠和情緒維持得宜，耳鳴的工作和活動量就會自然而然減弱了。將近一半的突發性耳聾患者聽力無法恢復正常，此時就可能需要助聽器的幫忙。使用助聽器來恢復良好的聽力，可以加速耳鳴消失，並且增加對聲音的方向感，立體音以及嘈雜環境的語言分辨能力，也能幫忙提升大腦聽覺中樞的可塑性。

關於突發性耳聾常見的錯誤認知

✕ 以為耳鳴會傷害聽力：這是大眾常犯的錯誤，相反地，耳鳴正奮不顧身地保護你。因為內耳的聽覺和平衡感覺太重要了，身體才會啟動如此強烈的警報消防系統示警。

✕ 只要突然聽不清楚，就認為是突發性耳聾：許多非突發性耳聾患者，誤以為自己患有突發性耳聾，例如梅尼爾氏病的第一次發作、低頻聽損基底型偏頭痛、內耳破洞……會發作兩次以上的，就不是突發性耳聾。

✕ 只想消除耳鳴，沒想到該做聽力矯正：突發性耳聾沒有恢復聽力的患者，大都忽略了後續的聽力矯正，只在意自己的耳鳴。其實只要幫患耳補償聽力之後，無事可做的消防隊員，就會回去休息了。

✕ 過度用藥：不少突發性耳聾的患者和許多耳鳴患者一樣，因為莫名、錯誤的恐懼而陷入嚴重藥癮，例如鎮靜劑及安眠藥成癮。及早停藥，對突發性耳聾的患者來說很重要。

✕ 忽略保護優耳的重要性：任何人都知道老化無法阻止，也懂得避開噪音環境，但是卻常忘掉藥物可能對雙耳造成傷害。記住，絕大多數的藥都可能有耳毒性，不管是中藥西藥都一樣。

梅毒感染也會造成突發性耳聾

梅毒是一種性病，感覺好像跟耳朵的問題扯不上關係，但梅毒感染也有可能造成耳聾。樂聖貝多芬晚年時全聾，後世曾有醫生推論是身染梅毒才讓他失聰，不過也有人說是因為鉛中毒導致貝多芬的殘疾。不管真實答案如何，可見梅毒會造成耳聾早就為醫界所知。

梅毒是介於細菌跟病毒間的螺旋體，引起的症狀五花八門，非常廣泛。在第一次及第二次世界大戰之間，梅毒的剋星盤尼西林（青黴素）還未問世之前，醫生間流行一句話：「當什麼病都看不出來時，就猜是梅毒，一定沒有錯！」可見梅毒引發的症狀真的非常多樣化。

在醫學不發達的年代，即使是貴為皇帝，只要身染梅毒，一樣沒救了。幸好弗萊明發現了盤尼西林，改變了人類與傳染病之間的命運。

梅毒若不徹底治療，影響力可達數十年

梅毒的病程可分為三期，第一期會發燒、出現黃豆般大小的硬結或硬性下疳[15]，第二期以皮膚症狀為主，主要是長丘疹、潰瘍、搔癢，第三期則是讓神經及血管系統纖維化，時間久了就會讓局部的器官受損。感染梅毒的患者，如果在一二期時沒有得到良好的治療及控制，雖然看似暫時沒有症狀，但其後座力可能影響數十年。一個感染梅毒的人，如果沒有治療得非常徹底，會讓內耳血管壁因纖維化而產生斑痕，年輕時因血流量充足並不會造成影響，但等到年紀漸長，血流量開始不足時，血管壁就會崩盤。原本可以使用到八十歲的內耳血管，可能因梅毒而徹底損壞，也許不到五十歲就失去功用了。

我曾撰寫過台灣第一篇探討關於梅毒引起內耳障礙的文章《梅毒內耳症候群》。患有梅毒內耳症候群的人，一開始施打類固醇治療，可以維持三、五年不錯的效果，但隨著內耳血管壁的逐漸壞死，聽力最終還是無法挽救回來。

在台灣，梅毒原本已經被控制得差不多，幾乎已經銷聲匿跡了，但近幾年又開始猖獗了起來。這是因為後天免疫缺乏症候群（AIDS，愛滋病）目前帶原人數有增多的趨勢，而這些帶原者跟梅毒患者又常重疊所致。

15. 硬性下疳：單一性潰瘍，患部堅硬，邊緣平整，按壓無痛感也不搔癢的皮膚潰爛。

聽神經瘤會導致聽力受損及耳鳴

有位七十多歲男性左耳痛了好幾個月，一直被當成外耳炎及中耳炎來治療，始終沒有效果。後來他因為頭頂疼痛，在神經內科做電腦斷層，報告顯示沒有異狀。最後做核磁共振（ＭＲＩ），才確診為內聽道聽神經瘤。

另一名年輕帥氣，三十歲左右的攝影師，曾經被診斷為突發性耳聾，並且在中部醫院住院過。最近因為耳鳴及頭暈前來求診，照了核磁共振之後，確定診斷為聽神經瘤，也就是醫學上所稱的「前庭神經鞘膜瘤」。

聽神經瘤屬於常見的良性腦瘤，生長速度很慢，每年可能不超過零點二公分。聽神經瘤早期症狀為單側、持續性耳鳴，聽力也會有些受損，此外還可能因姿勢改變而造成暈眩、腳步不穩等情況。因為壓迫到聽神經的關係，患者的語言分辨度會變差。聽神經瘤並非特別難診斷出來的疾病，我也遇過患者並沒有詳細檢查及治療，只被其他醫院在中耳放置通氣管，折騰了兩、三年才被診斷出來，原來耳鳴正在提醒患者，腦子裡長瘤了。

聽神經瘤有可能萎縮

當診斷出聽神經瘤，我通常會警告患者要小心，就可以防止許多因平衡失調而造成的意外。例如晚上開車或爬高都要當心一些，而踩在海邊沙灘或遇路面不平，也要避免跌倒。此外，還要盡量少吃藥，免得聽力腹背受敵。

由於聽神經瘤是良性的，不像惡性腫瘤般會對細胞進行燒殺擄掠等惡劣行為，因此對人體傷害較小。從最新國外的醫學報告來看，約三分之一的聽神經瘤可能會自己萎縮。如果早期診斷，腫瘤沒有超過一公分，且聽力還不錯，患者可以先觀察。目前已很少有患者需要做開顱手術了。通常我會建議患者先追蹤聽力三個月，並且半年後再做一次核磁共振檢查。如果腫瘤沒有持續生長，不去動它是最好的策略，如果腫瘤持續變大，大多以伽傌刀放射治療為主。至於耳鳴困擾，可以藉由矯正聽力，補償聲音後，耳鳴的消防隊可能就會撤退了。

感冒、鼻竇炎造成耳鳴

感冒或鼻子過敏也可能引發耳鳴，如果沒有好好治療，更可能轉變成慢性耳鳴，有些要半年才能復原，嚴重者還可能長達一、兩年。

一位六十多歲的大叔，特別從台北南下來掛我的門診。經過檢查後，雖然找出了高頻聽力損失的問題，但跟他的耳鳴是不相干的。由於從鼓室圖裡看出中耳有些異常，因此先幫他做了鼻竇X光檢查，如果有需要再進行電腦斷層掃描。一連串詳細的檢查後，確認造成耳鳴的原因為慢性鼻竇炎，由於鼻涕持續逆流，讓他整個鼻腔蓄滿了膿液，耳鳴的情況才會變得如此嚴重。

比較麻煩的是鼻竇炎患者來求診時，通常不會主動告訴醫生鼻子的問題，而是以耳鳴當成主訴症狀。鼻竇炎嚴重的患者需進行鼻竇內視鏡手術（ＦＥＳＳ），情況較輕微者則以服用抗生素來治療，通常一至三個月左右，鼻竇炎就會痊癒。而只要將鼻子的問題解決，耳鳴也就會自行離開了。

想要保護耳朵，有一件事情很重要，就是避免重感冒。重感冒容易引發中耳炎，對耳朵而言無疑是一種傷害。調整正常作息時間，擁有良好的睡眠品質、均衡的飲食、適度的運動，可以增強自體的抵抗力，也能避免經常性的上呼吸道感染。

耳咽管損傷造成耳鳴

植牙和矯正牙齒傷及耳咽管

最近有個五十歲的中年男性來求診，說他的耳朵自從植牙後整天響個不停。到其他醫院就醫時，被診斷為內耳中風，醫生要他住院五天接受治療。療程結束之後，耳鳴的情況還是沒有好轉，輾轉打聽之下，才來到我的門診。我聽完他的情況，並且做了詳細的檢查後，診斷為傳導性聽力障礙[16]。不過患者堅持自己的耳鳴是植牙引起的，因為當天他總共植了三顆牙，嘴巴連續張開四個小時都沒有休息，而且隔天就開始耳鳴了。

16. 傳導性聽力障礙：因外耳或中耳病變，使傳遞到內耳的聲能減弱而引起的聽力障礙。通常聽力損傷約在輕度到中度之間，可藉由藥物治療或手術改善。

我本來也認為只是耳鳴發作的時機太過湊巧，但做過檢查看了鼓室圖[17]，發現他的耳咽管的確有扭傷的可能性，應該正如患者所說的，因為植牙時張嘴太久，傷到了顳顎關節[18]附近的耳咽管，所以耳鳴才出來警示。

無獨有偶地，最近還有一個二十出頭的大男孩，從高雄北上來台中就診。男孩說自從戴上牙套矯正牙齒之後，就開始出現輕微的耳鳴現象。不明所以的他，還上網查了資料，誤以為自己是得了耳中風。「但是醫生，我還沒做牙齒矯正之前並沒有耳鳴啊！」網路上很多錯誤的資訊，只會讓患者自己嚇自己，其實男孩只不過是在做牙齒治療時，不小心讓耳咽管輕微受傷了，不久之後就會恢復正常，並不用太擔心。

耳咽管自我修復時間長，需避免二度傷害

這幾年我陸續遇到一些因植牙或牙齒矯正而引發耳鳴的患者，促使我開始思考，是不是以前沒有醫師留意到？是不是都被忽略了呢？

近年來國外不少醫學研究報告指出，顳顎關節疼痛會誘發耳鳴。耳咽管是聽力很重要的樞紐，也是造成耳鳴的原因之一，但卻常被忽略。耳咽管又稱為「歐氏管」，它的形狀就像是一根細細的橡膠管，具有連接耳朵（中耳腔）、咽喉及鼻腔的功能。耳咽管可以調節中耳腔的壓力，也能將中耳腔的分泌物引流至鼻咽部。

人體具有自我修復的能力，耳咽管也不例外，只不過它時時刻刻

17. 鼓室圖（tympanogram）：以儀器測量鼓膜對於壓力改變的反應狀況而後繪製成的圖像。醫師可以透過鼓室圖了解病患的外耳、中耳空間和鼓膜是否正常。請參照本書第三章「耳鳴的治療」。

18. 顳顎關節：俗稱下巴關節，連接顱骨和下顎，位於耳朵軟骨的前方，可以前後滑動讓嘴張開閉合，是下巴活動的支點。

都在辛勞地工作，無法像膝關節或踝關節受傷時一樣，可以用打石膏固定的方式來保護。此外，感冒、鼻過敏、胃酸逆流等種種狀況，也都會造成耳咽管損傷。因為無法好好休養生息，一旦損傷時，自我修復的時間會變得非常漫長。

飛行時氣壓變化過大，導致耳咽管軟組織受傷

飛行後的耳鳴通常發生在下飛機後，一開始可能會伴隨耳痛、耳悶等症狀，但兩三個月後，痛、悶等情況皆消失，只剩耳鳴還響個不停。這是因氣壓變化太大，才讓耳咽管軟組織受傷，造成收縮與擴張的障礙，進而導致耳鳴發生。不只是坐飛機，包括潛水、爬山等情況，都可能產生相同的問題。

面對耳咽管損傷的患者，給予支持性療法，主要是避免二度傷害，否則恢復的時間會更長。例如讓患者使用含類固醇的鼻噴劑，耳咽管

的開口會比較順暢。有胃食道逆流的人，就讓他們服用胃藥。當天氣太冷或溫差變化較大時，則提醒患者要特別小心，不要感冒了。

耳咽管復健運動

若要預防因氣壓變化對耳咽管造成影響，可以在飛機起降時嚼口香糖或做吞嚥動作，以顳顎關節運動的方式來帶動耳咽管開闔，讓悶塞的氣壓排除，就可以改善耳塞和耳悶。此外，若有耳悶、耳痛或耳鳴的情況，也可以藉由以下動作，來幫助受傷的耳咽管復健。

1. 捏住鼻子後，吞嚥口水。

2. 先深吸一口氣含在口中，捏住鼻子、閉緊嘴巴，再用力把氣逼向耳側，會聽到「啵」的一聲，就是耳咽管打開的聲音。

減重者易造成耳咽管閉鎖不全

耳咽管障礙最常見的，就是耳悶塞感。其實每個人或多或少都有耳悶塞的經驗，例如鼻過敏造成鼻塞，或爬山時因氣壓的變化而感覺耳朵悶塞、腫脹。最明顯的就是當飛機起降時，耳朵會有悶塞感，甚至耳朵痛。遇到這些情況，有時耳鳴也會出來小小示警一下。

我曾遇到幾個女性患者，主要的問題不是常見的耳咽管悶塞，而是關不緊。正常情況下，耳咽管是處於閉合的狀態，只有在打哈欠、張開嘴或吞嚥時，耳咽管才會暫時打開一下。耳咽管開放症的患者，會聽到自己呼吸的聲音，造成搏動性耳鳴。這是因為耳朵的隔音系統不見了，所以才放大呼吸的聲音。

耳咽管開放症較易發生在減重的女性身上，例如體重突然少了十公斤，耳咽管旁邊的油脂就會跟著減少，彈性也會變差，造成關不緊的情況。此外，臨床上也發現服用避孕藥會造成耳咽管開放症，這是因為患者體內荷爾蒙受到干擾，使得耳朵周圍的軟組織產生變化。

耳咽管開放症的患者只要坐著，並且把頭低到膝蓋下，或躺著就會感覺好一些，這是因為血液迴流，讓耳咽管閉緊了。耳咽管開放症最理想的治療方式，是針對病因加以改善，例如過度減重者，建議可以適度增加體重。臨床上也有裝置中耳通氣管及注射玻尿酸等方式，通常症狀都能獲得改善。

胃食道逆流使耳咽管受傷

一位四十多歲，從北部來求診的女性患者，因為耳鳴、耳脹的關係，在台北著名的診所看了兩年多的病，每次都是自費吃藥，而且一天要吃十多顆！連續治療了兩年卻都沒有改善，讓她恐慌不已。

經過檢查之後，我診斷出這位患者是胃食道逆流所引發的耳鳴。胃食道逆流也就是俗稱的「火燒心」，除了造成消化系統、咽喉不適之外，也是讓耳咽管損傷的一大原因，因此引發耳鳴。

女性在進入更年期後，由於荷爾蒙降低，有些人會出現胃食道逆流的情況。若胃酸逆流到耳咽管及鼻腔，會造成耳咽管障礙，引發耳鳴。因此，若是四十歲以上的女性患者，除了耳鳴之外，還有喉嚨卡卡或常咳嗽等症狀，很有可能是胃食道逆流所引起的。遇到這種狀況，通常改善胃部的問題，例如服用胃藥、少吃甜食及戒除消夜等，耳鳴的困擾也能獲得解決！

睡眠呼吸中止症缺氧，引爆耳鳴

近年來發現許多中年男性耳鳴，最主要的原因是打鼾及睡眠呼吸中止症候群。許多人睡覺時都會打鼾，這是由於咽喉呼吸道狹窄或塌陷，使得進出氣流遇到阻力、呼吸變得不順暢，進而讓咽喉的軟組織震動，就會產生聲響。通常咽喉的軟組織愈肥大，呼吸氣道愈狹窄的人愈容易打鼾。

一般輕微的打鼾不至於對健康造成影響，但若是睡覺時呼吸道被堵住太多，變得太窄，就有可能會發生氣流阻塞，造成呼吸不順暢，甚至中止的情況。當睡眠呼吸中止發生時，腦部就會缺氧，也會一直處在淺眠的狀態，無法進入沉睡期，睡眠品質當然也不會好。

當大腦缺氧時，睡眠障礙引發聽覺中樞耳鳴信號，並且放大及渲染，終至一發不可收拾。對於有睡眠呼吸障礙的人來說，耳鳴扮演著忠貞的警衛角色，提醒他們即刻去尋求醫生的救援。當醫生知道患者的耳鳴是源於睡眠呼吸中止症，如果患者體重過重，會先建議減重，並且使用睡眠機（陽壓呼吸器），幫助打開被阻塞的呼吸道。只要睡眠時呼吸到足夠的空氣，大腦不再缺氧，就能改善耳鳴、頭暈及其他問題了。

車禍或外傷造成耳鳴

當車禍或意外造成頭部外傷，也可能引發耳鳴，治療上十分棘手，而且臨床上發現這類患者對於耳鳴的適應十分困難。造成他們無法接受耳鳴的原因，可能是因為受到損傷的不只是內耳，還包括了中樞神經裡掌管調適系統的部分，連神經及血管都受到傷害，因此在適應耳鳴的過程中會顯得困難重重，療效也較差強人意。此外，遭逢意外的患者，往往受到過度驚嚇，精神上感到無比痛苦，因此在心裡充滿不情願及懊悔的情緒，這也會讓適應耳鳴的情況更加困難。

頭部外傷的患者通常需要加上情緒及睡眠的控制，必要時請精神科醫生介入，以耳鳴的認知療法加以開導、治療，才能讓這種頑固又複雜的耳鳴問題獲得改善。

耳鳴有極少數可能是鼻咽癌的警訊

有一位帥氣瘦高的男子，就診時表示主要症狀是右側耳鳴兩年多，除此之外，沒有其他特別不適的症狀，既沒有頸部腫塊、鼻塞、鼻涕帶血，也沒有中耳積水，聽力檢查也一切正常。結果兩天後報告出來了，竟然是鼻咽癌。

臨床上鼻咽癌的三大症狀為頸部腫塊、中耳積水及流鼻血。小朋友感冒時較常導致中耳積水，而大人若有中耳積水、悶塞的情況，醫生會檢查鼻咽部，以排除鼻咽癌的可能性。鼻咽癌患者之所以會出現耳鳴的狀況，很可能是因中耳積水導致聽力不佳所造成的。

單側耳鳴真的要非常小心，聽力檢查及耳鼻喉專科醫生的鼻咽鏡檢查都是基本、而且必要的。任何耳鳴診治，沒有作基本檢查都藏有潛在風險。

這樣的病例又再一次說明，耳鳴如同警探，正在幫你查案子，而且隨時隨地保護你！

耳石滑動症常被過度診斷

有一位六十多歲患者常出現姿勢性頭暈，並且服用高血壓藥多年。患者在敘述病情時提到：「我躺著時，左右轉頭都會暈。」我幫他做了簡單的理學檢查——轉頭平衡測試，最後診斷出是「右側水平半規管的耳石滑動症（Horizontal canal BPPV）」。

耳石就如同內耳半規管裡的微晶瓷感應器，一旦脫落就會因不平衡而造成暈眩。耳石滑動症約占暈眩症患者一至二成左右，發生原因通常跟老化有關。很多老年人有骨質疏鬆症，表示身體對於鈣（磷酸鈣）的新陳代謝不佳，也比較容易罹患耳石滑動症。不過耳石滑動症常被過度診斷，中國權威的暈眩報告指出耳石滑動症占暈眩患者比例高達百分之五十到八十，實在有點嚇人。

在我的患者裡，也常有被誤診或自以為是耳石滑動症的。例如有一名中年女性頭暈多年，而且伴隨左耳耳鳴，她來求診時，一直說自己的症狀是「耳石滑動症」，並且認為只要調整一下，頭部暈眩就會好了。但聽力檢查結果顯示兩耳有不對稱的聽力損失，且劣耳的語言分辨度也較差，故安排核磁共振檢查，這位患者仍堅決不肯做核磁共振，強調自己已經在其他醫院自費做過電腦斷層，並沒有任何問題。加上她之前頭部曾受外傷，也做過核磁共振，檢查結果也是正常。不過我依然堅持需要打顯影劑重做核磁共振檢查，患者才勉為其難地同意。最後發現造成她暈眩的並不是耳石滑動症，而是聽神經瘤。

對聲音過敏的聽聲不適症

一位原本擔任公職的女性患者，對一般環境或低強度的聲音常覺得無法忍受，有過度反應的現象。幾年前因同事突然對她的右耳大聲喊叫，導致耳朵痛，並且漸漸地，兩耳皆產生自聽增強[19]和耳鳴的現象，包括水聲、咀嚼聲、梳頭髮聲、翻閱報紙聲……等，都讓她無法忍受。

這名患者說：「聽到落髮聲，如雷巨響！」由於症狀無法緩解，和別人溝通成為障礙，甚至連生活中的工作、逛街、搭車、聽電話、看電視都變得很困難。為了保持安靜的環境，只好搬到山上，也沒辦法和家人一起生活，她長期使用耳塞與耳罩，但沒有任何助益。因為無法正常生活及活動，她只好辭去公務人員的工作，整天關在房間裡，封閉自己。

這名患者曾到北部某醫院接受診療，除了藥物之外，也接受通氣管置放術來破壞聽力，但術後不但耳痛的情況惡化，對聲音的敏感度更是持續上升。在不得已的情況之下，又在隔年施行兩耳的聽小骨切斷手術，三個月後她自行要求進行聽小骨切除手術，原本想藉由破壞聽力來遠離聲音，但沒想到完全沒有效用，手術後依舊得使用耳塞及耳罩。

多管齊下，幫助患者重建聽力

當患者來醫院看診時，她的雙耳平均聽力損失已達五十五分貝。治療上，我們採取認知行為重建、聲音治療以及配戴助聽器等多重方

19. 自聽增強（autophonia）：正常狀態下人的耳咽管是關閉的，把自己的說話聲和呼吸聲等聲音隔絕在鼻咽之外，不會進入中耳；但當耳咽管關閉不完全，防音機能消失，甚至中耳腔和鼻咽共同形成更大的共鳴腔，會讓自己身體發出的聲音得以進入中耳，造成患者聽他人說話時聽不清楚，聽自己的聲音卻過大甚至產生迴音的狀況。

法，三個月後症狀獲得改善，之後又施行聽小骨成形手術和鼓室成形手術以恢復聽力，目的是將聲音去敏感化。

這名患者是典型的聽聲不適（Hyperacusis），也就是對聲音太過敏感，因為對聲音感受度異常敏銳，所以對一般周遭環境聲音失去容忍度。目前醫學上對於聽覺過敏的瞭解還不多，這名女患者在遭逢突發性的音響傷害後導致聽覺過敏，不過有些患者也可能出現一耳先發病，一直到最後兩耳都會受到影響。絕大多數的聽覺過敏都是單獨發生的，但也可能出現伴隨周邊聽覺系統以及中樞神經系統相關疾病的情況。與周邊聽覺系統相關的聽覺過敏，在某些情形下，是由於內耳對抗外界強大音量的機制受損所致。而與中樞神經系統疾病相關者，可能是聲音的傳導從內耳到大腦的途徑，或聲音在大腦中被不正常的放大加強所致。

遠離聲音反而讓病情惡化

很多患者發生聽覺過敏時，第一個反應就是遠離聲音，因此會使用耳塞及耳罩，但使用工具來減低聲音經聽覺系統傳入大腦的音量，反而會讓聲音在大腦中被代償性地放大加強，進而加速聽覺過敏惡化。

在治療聽覺過敏時，首先要排除任何潛在的疾病，之後再採取認知行為重建的治療，教導患者利用合理的思考模式去克服聽覺過敏，瞭解聽覺過敏以降低心理的恐懼和焦慮感。此外，使用聲音治療可以重新建構大腦皮質對聲音的認知，讓大腦對聲音的不適感逐漸降低，進而提高對聲音的容忍程度。使用助聽器也是必要手段之一，這可以幫助患者不要總是處在安靜的環境下，試著去找出可以接受的聲音環境。在初步治療後，患者就會回復到較正常的生活型態，一段時間之後，經由聽力重建手術，一方面重拾聽覺，一方面減低對聲音的敏感度，並且逐漸回到正常、健康的生活。

Chapter

3

耳鳴的治療

耳鳴治療史

第一代　西醫舊思維：耳鳴是從耳朵來的

在近代醫學的觀念中，有很長一段時間認為耳鳴是從耳朵發出來的，因此耳鳴和聽力退化被劃上等號。在那個年代裡，醫生們一直想用血管擴張劑以及能提供神經營養的維生素Ｂ群，試圖讓內耳毛細胞活化起來，治療結果當然不理想。服用血管擴張劑或維生素Ｂ群，雖然是舊時代的思維，但至今仍有許多醫生沿用這樣的做法。據我所知，還是有醫生建議患者補充提升代謝的維生素Ｂ群，或直接幫他們注射銀杏液。

很久以前，人們就發現聲音是改善耳鳴最好的方法，於是發展出「掩蔽療法」（masking therapy）。方法是先找出耳鳴的頻率和音量，以此頻率和比耳鳴更大的聲音來掩蔽耳鳴。通常耳鳴的音量比聽閾值[20]高出五到十分貝左右，若是周遭聲音嘈雜一些，耳鳴的聲音就會被掩蓋掉。例如耳鳴的患者去逛西門町時，在吵鬧的環境中，耳鳴的感覺就會被忽略掉了，這叫做耳鳴的掩蔽效果。

前面所提到的「殘餘抑制作用」，只要找出患者耳鳴的音頻及音量，增加十分貝後，再讓他聽一分鐘，大部分的患者耳鳴會停止，但效果大約只有數秒到數分鐘左右。這種方式雖然可以短暫消除患者因耳鳴所造成的不適，但只要把遮蔽的音量拿掉，耳鳴就會再度回來了。

對耳鳴的患者而言，掩蔽療法短期的效果不錯，但由於聲音較高、較尖銳，很少有患者能夠長期使用，因此只適合用來短期緩解症狀。

20. 聽閾值：在各個聲音頻率中人耳所能聽到的最小音量。

第二代　減鳴療法：耳鳴是從大腦來的

到了一九九〇年代，Pawel J. Jastreboff 和 Jonathan Hazell 提出了耳鳴減敏療法（TRT，Tinnitus Retraining Therapy），從神經生理學的觀點來診治耳鳴患者，風靡一時。耳鳴減敏療法其實是一種神經生理學模式（Neurophysiological model），它包括了耳鳴的啟動、適應及制約反應、中樞神經系統的處理、大腦皮質的可塑性，以及情緒所引起的神經學上的變化等。此時，耳鳴的研究不再侷限於聽覺系統，新的研究發現，耳鳴跟大腦活動有關聯，因此認為耳鳴是從大腦來的。這個階段證實了耳鳴就是腦鳴，也就是顱鳴。此時，出現許多腦部影像、研究顯示了耳鳴的身影。此外，在睡眠系統、情緒邊緣系統以及自律神經系統的交互影響下，會讓患者產生耳鳴不適症狀的可能性，也在此時由科學家提出，耳鳴減敏療法當時在全世界都造成了轟動！

耳鳴減敏療法的治療策略包含心理減鳴及生理減鳴兩個部分，心理減鳴強調單向的宣教，努力向患者解釋耳朵和聽覺系統的解剖生理網絡連結。生理減鳴則是使用聲音療法，讓耳鳴的患者連續十八個月聽低音量、可長期使用的寬頻雜音，每天六個小時以上。例如流水聲、海浪聲等能撫慰人心，又不刺耳的聲音，都是適合減輕耳鳴的聲音。

據說在古代，被拔官貶謫的宰相或大官，往往會因為心情鬱卒加上年邁而出現耳鳴的狀況，此時他們會選擇移居到河邊或瀑布邊，因為每天聽到沙沙作響的水聲，就可以把心中的哀愁慢慢洗去，也能或多或少降低耳鳴的聲音。

耳鳴減敏療法推翻掩蔽療法

耳鳴減敏療法推翻了以往掩蔽療法的概念，不再使用高音量、窄頻、令人不舒服的聲音來治療耳鳴。我也曾經是耳鳴減敏療法的信徒，更曾遠赴英國學習減敏療法。當時在醫治患者時，我總是耐心地跟他們解釋病情，再搭配聲音療法。但使用耳鳴減敏療法多年之後發現了許多缺點，例如太過於制式化、花費太多時間等。加上這是必須為患者量身訂做的醫療方式（原創者本身是動物實驗的生理學家），所以很難在臨床上推廣。不過，一直到目前為止，耳鳴的減敏療法還未被完全推翻，有些流派還是迷信用聲音就可以治療耳鳴。

第三代　耳鳴的腦內革命：耳鳴認知療法

九〇年代以後，有些精神科醫生和心理師也開始涉足慢性耳鳴的領域。他們發現「認知行為療法」（ＣＢＴ，Cognitive behavior therapy）對於治療耳鳴患者有很好的效果，甚至比耳鳴減敏療法還有用。在這種理論之下，聲音的治療變得不再是重點，甚至可有可無。因此很多醫療人員不再使用聲療法，而是採用心理諮商或談話治療，教導患者面對耳鳴時，要正視它、接受它、面對它，然後放下它。這種做法被視為「耳鳴的腦內革命」。此時還出現所謂的耳鳴心靈療法（Mindfulness therapy），認為去除耳鳴患者的恐懼反應，對於急性或慢性耳鳴永遠都是最重要的。從精神層面進行治療，等於是明確切斷患者大腦內部的制約反射[21]，讓他們的潛意識裡不要一直去偵測耳鳴，從而擺脫耳鳴的困擾。當患者不再對耳鳴產生恐懼，大腦覺得耳鳴不再具有威脅性時，就會把傷痕慢慢淡忘。國外正式的醫學研究報告顯示，有八成患者在使用認知行為療法後，耳鳴的情況有明顯改善。因此正向的鼓勵、正確的認知的和良善的解釋，對於耳鳴患者來說非常重要。

21. 制約反射（Conditioning reflex）：古典制約（classical conditioning）理論指出，大腦會透過經驗學習，而將原本不相關的刺激與反應連結起來。最著名的例子為俄國生理學家帕夫洛夫用狗的唾液制約反應設計的實驗。

第四代　耳鳴的文藝復興：福耳摩斯的觀念

有一段時間我也相當信奉認知行為療法，總是耐心地傾聽患者的想法，努力想排除他們心中的陰影。但經過二十年耳鳴特別門診的經驗積累，我發現使用認知行為療法，幫助患者「傳道」、「授業」、「解惑」的過程中，還是有許多不是精神或是心理因素所引發的耳鳴。例如有一些更年期女性患者，無論如何安撫她們，治療效果都不理想。她們也明白地告訴我：「醫生，我真的不覺得自己有心理壓力！」後來我改以荷爾蒙治療，替她們補充缺乏的荷爾蒙，在睡眠變好的情況下，耳鳴的困擾竟然不翼而飛了！

即使醫生不斷聽患者傾訴，許多患者還是無法適應耳鳴，對於耳鳴耿耿於懷，這是因為有許多生理性障礙並沒有被察覺、排除，像是耳咽管功能異常、鼻竇炎、胃食道逆流、更年期症候群、睡眠呼吸中止症候群、鎮靜劑上癮、藥物濫用、恐慌症、憂鬱症、強迫症等等，各式各樣的原因，都會讓耳鳴管控失調。

第四代的耳鳴療法，被視為耳鳴四點零版的進化，是台灣耳鳴學會最新提出的版本。除了良好的解釋及溝通之外，耳鳴治療的重點在於尋找真正的病因。新的耳鳴治療觀念是：「事出必有因」、「耳鳴是可以被改變的」以及「剛剛好的耳鳴」。由於強調人本主義，因此我稱為「耳鳴的文藝復興」。

新的耳鳴治療方法，讓醫生又重新做回醫生的角色。我常笑說：「耳鳴四點零版，使得耳內科醫生從一點零的巫師、二點零的法師、三點零的牧師，進化到『福耳摩斯』。」

耳鳴的文藝復興，是以更宏觀的角度看待耳鳴跟身體整體的關係。遇到暫時無法發覺的病因時，我們可以使用「認知行為療法」，試著告訴患者聽覺系統以及周邊系統或許有些狀況，讓大腦維持適量的「耳鳴警力」，幫忙身體做好健康巡邏的工作。

從耳鳴的黑暗時代進入現代的文藝復興，不過才經過短短二、三十年的時間，人類對於耳鳴還有許多疑問還無法被解明。這個時期最大的改變，就是以前人們一直以為耳鳴是從耳朵來的，現在知道是從大腦而來。不過，雖然醫學研究人員已經做了很多動物實驗，目前對於耳鳴產生的機轉跟發生部位，尚未有很完善的解釋，不像頭痛一樣，可以被清楚地分成好幾種不同類型，因此，還是有許多問號沒有被解開。

有人說耳鳴是因為大腦聽覺皮質太過活躍的關係，這是從一部分動物實驗中得到的結論，並非所有答案的總和。耳鳴有其物理基礎，如果聽到一個聲音，卻沒有電波流動，在科學上無法成立，但物理基礎啟動及感受的部位究竟在哪裡？例如當我們掐一下大腿會感覺到痛，這是神經系統受到刺激的緣故，耳鳴的神經抑制作用是否會突然不見？或者聽覺神經電波增加或活化？我想答案肯定是有的，但還是有許多的問號有待探索及釐清。

耳鳴不需要根治

當耳鳴情況嚴重時，使得患者的日常生活及睡眠都受到干擾，因此常常會導致焦慮、憂鬱，甚至因不知所措而被逼入絕境。儘管國際上已有許多醫療組織投入耳鳴研究及發展，包括藥物、手術及雷射磁刺激等，但目前對於耳鳴本身並沒有特別治癒的方式。

耳鳴並不需要根治，有時候身體留下適量的、有任務性的耳鳴，也就是「剛剛好的耳鳴」是必要的。

傳統觀念認為耳鳴是耳部疾病，現在則知道是腦部疾病，這個觀念已被廣為接受。當聽力受損時很可能會發生耳鳴，但許多沒有聽力損失的患者也有耳鳴的困擾，因此這不是絕對的原因。從動物實驗裡已經證實包括聲音創傷、耳毒性藥物或其他方式都會造成耳蝸傷害，使中樞聽覺路徑發生明顯變化。其中一個改變是「重新再組合音調頻率結構應對」，也就是聽損區域皮質神經被調整到可聽區域的邊緣地帶。儘管不清楚這個「邊緣頻率」的過度呈現，和耳鳴神經的電位活動是否有關聯性，但皮質重組已經被認為在耳鳴產生中扮演重要角色。

另一個改變則是從耳蝸到聽覺皮質的中樞聽覺路徑整體過度活化，包括增加神經自發性電位活動，以及神經纖維一連串放電反應。

聲音是耳鳴最好的治療

急性耳鳴或是慢性耳鳴急性代償時，利用適度的聲音掩蓋加以弱化，通常可以有效地讓耳鳴減弱。傳統的耳鳴治療裡，會使用外在聲音來遮蔽耳鳴聲，包括典型的窄頻噪音和無意義的白噪音[22]。如果有明

22. 白噪音：又稱白雜訊，於聲學上指的是一種聲音其功率頻譜密度為常數，亦即在各個頻段上功率皆相同。人耳聽起來白噪音接近穩定的沙沙聲。

顯的聽力減損，建議矯正雙側或單側聽力，使用合適的助聽器來放大環境背景聲音，可以有效地訓練大腦聽覺中樞，減少耳鳴的過敏性，加速中樞的適應過程。助聽器讓患者可以更清楚聽見外界聲音，並且提升語言理解力，也能明顯緩解耳鳴的不適。尤其突發性耳聾後的三到六個月是聽力康復的最佳時期，最適合使用聽力矯正。

什麼時候該去看醫生？

耳鳴的成因很多，有時只是聽力系統稍微出狀況，當障礙排除後，耳鳴自然就會消失，例如一邊耳朵被耳垢塞住時，也可能出現耳鳴。如果只是短暫三四天的耳鳴，聽力也沒有什麼異常，更沒有出現暈眩等症狀，很有可能只是因為過敏鼻塞或感冒等因素，造成耳咽管阻塞，此時無需太在意。但若有以下狀況，就需要提高警覺，最好盡快就醫。

1. **單側耳鳴：**通常單側耳鳴屬於危險性耳鳴，兩耳皆耳鳴的問題較不大。

2. **持續性、長時間的耳鳴：**連續一週以上，而且整天持續不間斷的耳鳴就需要就醫評估，到底是什麼原因造成的。

3. **在嘈雜聲中也能聽到耳鳴：**正常的耳鳴都是在四周安靜時才容易被注意到，如果連在吵鬧的環境中都能感受耳鳴，應是屬於病理性耳鳴，此時就要特別當心。

耳鳴特別門診流程

耳鳴特別門診流程（以台中光田醫院為例）

1. 先至一般耳鼻喉科門診掛號看診。
（患者無法直接掛耳鳴特別門診）

2. 經醫生評估後，會為有需求的患者安排預約耳鳴特別門診時間。
（留下聯絡方式，再由專人電話聯絡安排預約時間）

3. 依預約安排的時間進行耳鳴特別門診。
（初次耳鳴特別門診每半天只看二到三人）

*國外患者或旅外僑胞可由醫院國際醫療組專人安排時間。

耳鳴最基本的檢查：聽力檢測

在傳統的醫學教科書中，通常將耳鳴的病因分為耳源性疾病及非耳源性疾病。前者是指病毒感染、耳毒性藥物損傷及內耳退化性病變、噪音傷害等原因，造成與耳部相關的疾病。非耳源性疾病則是患者除了耳鳴之外，還伴隨其他相應症狀，例如心血管疾病、代謝性疾病（糖尿病、腎臟病、甲狀腺亢進或低下、高血脂及缺乏維他命等）、肌源性疾病、神經科疾病、藥物毒性反應、自體免疫疾病、過敏、梅毒等，涵蓋範圍非常廣。

造成耳鳴的原因非常多元，需要醫生細心檢查，認真研究，持續追蹤患者，才能找出真正的原因。通常患者來看診時，首先會進行聽力檢測，方法是讓他們聽不同頻率的純音，例如五百赫茲、一千赫茲、兩千赫茲……再根據患者測驗的結果，繪製出聽力圖。聽力檢測就跟眼科驗視力度數一樣，是用來評估患者的聽覺系統，確認聽力閾值是否正常、退化或不對稱。聽力檢測可以提供醫生許多資訊，以利後續鑑別診斷，包括患者是否有聽力損失？假設有聽力損失，是屬於哪一類型？受損的程度及受傷的位置是在耳蝸或神經？例如，感音性聽力障礙受傷部位在耳蝸，就如同車子的馬達壞掉，是無法藉由手術修復的，如果傳導性聽力障礙受傷的部分在中耳腔，因聽小骨傳音鏈受損或者固著，則是屬於可以手術治療的類型。

語音聽力檢查及鼓室圖是基本檢測

人類的聽力不是只有聽到單音或純音而已，聽覺最大的作用是要能理解語言的意義，因此做完聽力檢測後，還需要進行語音聽力檢查，包括口語接收閾值和語言辨識度兩種。口語接收閾值的測驗方法是，請患者聽兩個字的詞彙，例如「再見」、「水果」、「運動」……測試他們能否聽得懂，並且能正確說出來的最小音量。雖然語音聽力檢測是聽力檢查中非常重要的一環，但目前台灣並非每家醫院都有常規施作，這是讓人擔憂的現象。因為如果只做純音的檢查，對聽力的評估等於只有做一半而已，其實是不完整的。有些耳朵方面的疾病，例如聽神經瘤、聽神經病變、梅毒內耳症候群，如果加做語言辨識度檢測更能確認診斷。因為當神經被壓迫時，除了聽力會有些損失之外，語言辨識度也會變得比較差。若只是中耳方面的損傷，語言辨識度就相對地不會差太多。

除了前兩項測驗之外，完整的聽力檢查還需包括「鼓室圖（tympanogram）」，這也是基本的檢測之一。「鼓室圖」是很重要的檢查，許多人聽力正常卻出現耳鳴的情況，原因都來自於中耳。鼓室圖可以用來評估耳咽管的功能是否正常，另一項優點則是可以及早發現中耳疾病。

鼓室圖的檢測是將聲壓傳入耳中，藉以測試耳膜反彈回來的壓力是否在正常範圍。由於耳咽管是連結中耳腔及鼻咽部的通道，若是功能正常，壓力反彈回來後在鼓室圖上會呈現出漂亮的曲線，稱為Type A。若中耳或耳咽管出問題時，例如小朋友罹患中耳炎或感冒時，鼓室圖會呈現負壓狀態，鼓室圖的曲線就會趨向平緩。因此，中耳的功能，可以從鼓室圖看出端倪。

核磁共振可檢測聽神經瘤

當遇到聽力逐漸或是突然減損二十分貝以上且兩耳不對稱的患者，需要建議做的一項檢查就是核磁共振（ＭＲＩ），它是找出聽神經瘤這種危險耳鳴的利器。尤其是單側耳鳴伴隨不對稱感音神經性聽損的患者在做過耳鳴所有相關檢查後，還是找不出原因，症狀持續惡化時，就更需要做核磁共振的檢查。不過並非所有患者都符合健保給付的條件，有時候適度的自費是必須的，尤其當單耳聽力與語言辨識度及優耳差距很大的情況下，建議還是必須做核磁共振造影。

核磁共振是不具放射線的影像檢查工具，不必擔心有放射線輻射的問題，最重要的是，它能提供軟組織清晰的影像，臨床上已經藉此發現不少聽神經瘤的患者，甚至在沒有明顯聽損的耳鳴患者身上也曾發現過聽神經瘤。

耳鳴的特效藥：殘餘抑制作用

對於耳鳴特別門診的患者，我還會要求做耳鳴的殘餘抑制（RI，Residual Inhibition）測試，這是耳鳴檢測中最重要的參考數據。方法是先模擬找出患者耳鳴的音調以及響度大小，跟患者確認過與其耳鳴的感覺相似後，再讓他聽比耳鳴大十分貝的聲音一分鐘，百分之八十以上的患者耳鳴會停掉數秒到數分鐘。耳鳴的殘餘抑制作用有一個很大的作用，那就是讓患者知道原來耳鳴是有辦法被壓縮、移轉、改變的，這樣一來，原本以為耳鳴一輩子都不會好的患者就會感覺釋懷許多，對於後面的治療是有加分效果的。

耳鳴的殘餘抑制作用證明了，聲音是耳鳴最好的特效藥。比耳鳴大十分貝的聲音為何能發揮作用，目前並沒有明確的研究說明，不過有一種假說認為當聽覺被剝奪、聽力損失，大腦會產生一個代償聲音，因此耳鳴才會出現。如果將缺損的聲音遞補上去，耳鳴就沒有存在的必要，因此會自行消失，停止一陣子。

有位從香港來看耳鳴特別門診的大叔，做完殘餘抑制測試後很驚訝地問我：「為什麼耳鳴會停止一到兩分鐘？我在香港看過這麼多醫生都沒做這些檢查。」其實，不僅是香港的醫界忽略耳鳴殘餘抑制作用的重要性，國內有進行這項測試的醫院也寥寥無幾，據我所知，目前只有極少數有做耳鳴特別門診的醫院施行。

自覺性耳鳴與他覺性耳鳴的治療

耳鳴是患者自己本身聽到的聲音，旁人或外界是聽不到的，不過也有少數例外。耳鳴又分為「自覺性耳鳴」及「他覺性耳鳴」兩種，「自覺性耳鳴」又稱為主觀性耳鳴，不管響得多大聲，還是只有患者聽得到，外人無法察覺。「他覺性耳鳴」又稱為客觀性耳鳴，是少數旁人也能聽見的耳鳴。他覺性耳鳴發生的原因，多半是耳朵或附近血液流動（血流性耳鳴），或者肌肉收縮震動所產生的聲響（肌源性耳鳴）。這些情況下產生的耳鳴，可以使用聽診器偵測，甚至不必任何儀器，站在患者旁邊就能聽見。最常見的狀況是因為貧血造成血流速度增加，或是甲狀腺亢進的患者，會因血液循環加速產生他覺性耳鳴。他覺性耳鳴通常都能找到確定的病因，對症下藥後，很快就能解決患者的困擾。

聽見心跳的聲音：搏動性耳鳴

搏動性耳鳴屬於他覺性耳鳴的一種，這種跟心跳同步的耳鳴，醫生可經由聽診器清楚聽見，是耳鳴治療裡很明確的一種類型。造成搏動性耳鳴的原因很多，例如貧血、甲狀腺機能亢進、動脈硬化、動靜脈畸型、血管腫瘤、靜脈瘻管[23]等。比較特殊的是，在美國最常引起搏動性耳鳴的原因，竟然是極度肥胖所造成的良性腦壓增高症（Benign Intracranial Hypertension），而從檢測患者的腦脊椎液壓力，可以得知是否患有此症。只有百分之五到十的搏動性耳鳴具有危險性，例如腦血管腫瘤和動靜脈畸型，其他則只是造成患者輕微不適。藉由聽力檢查儀、血管超音波、抽血、壓迫檢查、血管攝影、核磁共振及醫生詳

23. 瘻管：兩個開口之間的通道，多為病理性管道，但為了醫療需要，有時也會透過外科手術製造一條瘻管。

細聆聽等，都可以幫助患者找出搏動性耳鳴發生的原因，並且及早治療，以消除不適的症狀。

聽骨鏈異常可經由手術改善

有一位住在高雄、四十多歲的男性患者患有雙側傳導性聽障，檢查後發現是兩側鐙骨硬化症，嚴重程度足以影響他的工作以及人際關係。多年來他南北奔波，去過多處醫院求診都沒有用，甚至被直接轉介到別的醫院。最後是阿嬤看到雜誌介紹，強迫他來看醫院的耳鳴特別門診。

聽骨鏈是由中耳三塊聽小骨所組成的，通常聽力鏈異常的患者，是讓耳鳴專家感到較為雀躍的患者，因為這種聽損是屬於傳導性的，可經由手術來改善聽力。在先天性聽障的病例中，百分之九十五是內耳耳蝸發育不全，這就如同車子的引擎壞掉一樣，是無法手術治療的，必須要戴助聽器才能改善聽力，而先天性聽小骨異常，屬於傳導性聽力障礙，是可以藉由手術來修復的。在先天性聽小骨異常的病例中，有一半是鐙骨硬化或鐙骨固著症，必須在中耳裡置入人工鐙骨。

除了先天的問題之外，還有一些患者是屬於後天性鐙骨硬化症，病因不明，但東方人比較少有這樣的問題，罹患此症的大部分是西方人。此病的病程約三到五年，有些人甚至是十年。患者通常在三、四十歲時聽力開始出現問題，早期症狀是單側耳鳴，這是因為聽力減損，大腦才會一直發出警告的訊號。很多女性則是生產後才出現相關症狀，因此此病可能跟荷爾蒙有關。

除了鐙骨硬化症及中耳炎後的傳導性聽力障礙，許多傳導性聽力障礙也是可以藉由聽骨鏈重建改善聽力進而改善耳鳴。

鐙骨手術是最精密、困難度最高的手術

鐙骨只有一粒米的大小，是身體裡最迷你的小骨頭，但這塊小骨頭，有時卻扮演著左右患者聽力的關鍵。要在米粒般大小的鐙骨上面

鑽一個洞，再放入一個像螞蟻一樣大的人工鐙骨，又不能傷害內耳的組織，手術的精密度可說非常高、非常精細。精通此項手術的耳外科專家在國內屈指可數。

患者中有一個十二歲的小女孩，她從四歲就開始戴雙側助聽器，原因是雙側先天性聽骨鏈異常，而左耳探查結果則是鐙骨固著症。我永遠記得，做完鈦合金人工鐙骨置換術後，她一邊張著明亮的大眼睛對我笑，一邊拉著媽媽的衣角問：「什麼時候可以再幫右耳做手術呢？」她開心的笑容讓我知道，我們共同承擔的風險是值得的。

施打肉毒桿菌

愛美的女性會在臉上施打肉毒桿菌，用來撫平歲月的痕跡，而有些耳鳴也可以注射肉毒桿菌來治療。

有位氣質熟女型的患者，來看診時，大約離她兩公尺外，就能聽到耳鳴有規律「答、答、答」的聲音，一陣一陣地，每分鐘可達兩三百下。當她平躺時，耳鳴就會消失，唱歌時則會誘發耳鳴聲加速及變大。這令人尷尬的聲響已經出現兩年多，求醫無數，讓她感到無奈又無解。

幫她診察時，只要她張嘴壓舌頭，聲音會馬上消失，放開舌頭，則會看到軟顎[24]不自主地顫動，而且發出陣陣聲響。這是客觀性耳鳴中的肌源性耳鳴，正確的診斷是軟顎「肌陣顫」（myoclonus）。於是我們在她的軟顎上施打肉毒桿菌，約三分鐘左右，耳鳴就減弱甚至完全消失。

肉毒桿菌的作用是讓運動神經麻痺，施打前，劑量的拿捏要很小心。就像是美容除皺，劑量太多的話，會造成臉部僵硬、歪掉。注射在軟顎也是一樣，如果劑量太大會使其癱瘓，變成大舌頭，連吃東西都會嗆到。雖然這項治療需要自費，而且大約三到六個月就要重新施打一次，但由於耳鳴的問題馬上就解決了，患者覺得十分值得。

24. 軟顎：位於舌根垂直上方到斜上方，由肌肉組成，表面有黏膜覆蓋，末端中間位置掛有懸壅垂（小舌）。軟顎可視為口腔與咽喉的分界。

耳鳴的其他療法

俗稱「搖頭丸」或「快樂丸」的MDMA藥物，在治療創傷後症候群方面，初期的成效顯著。因為耳鳴也是聽覺系統的創傷症候群，因此許多專家學者紛紛討論，是否可能使用搖頭丸來治療耳鳴，不過仍有很多問題存在。至於前幾年火紅的重複性經顱磁刺激（r-TMS）治療耳鳴，目前已經迅速退燒，連二〇〇五年最早發表文章的德國專家都已經不做。他認為r-TMS效果極為微小。接下來流行的經顱性直接電刺激（tDCS），效果也有待考驗。利用電、磁刺激或是手術植入等方法，嘗試消除耳鳴的效果都很有限，可見耳鳴似乎不宜用「欲除之而後快」的激烈手段去對待它。

許多實驗性療法和研究動物的耳鳴專家都忽略了一件最重要的事情，**那就是耳鳴最可怕的是患者的「恐懼反應」，而不是聲音本身。**

恐懼需要撫慰心靈，以及驅動快樂的情緒來趕走悲傷。

從美國興起的心靈緩和療法（Mindfulness-based tinnitus therapy）以及強調以認知療法為主體的Chatt（升級改良版的耳鳴減敏療法），已經漸漸成為臨床治療的主流。因此，耳鳴適應的過程需要通過認知、管理、放下以及融合等步驟，慢慢改變身體的自癒能力及調整耳鳴的管控系統，以便達到耳鳴備而不用的最佳狀態，也就是耳鳴有聽沒有到的境界。

以助聽器矯正聽力，耳鳴自然淡化

助聽器療法具有改善聽力及緩解耳鳴的雙重作用，在臨床上是很常見又有效的方法。它屬於廣義的聲音療法的一種，當患者出現明顯聽力損失或聽力變差的狀況，只要配戴適合的助聽器，多數耳鳴都會改善甚至完全消失。最常見的是患者遇到突發性耳聾，突然之間聽不見，大腦就會開始耳鳴來示警，此時只要將聽力矯正好，大腦經過一段時間的訓練，當聽覺改善後，警報解除，耳鳴就會自己隱退了。

配戴助聽器能讓患者聽得更清楚，得以增加跟外界的互動，過去因聽不清楚而產生的焦慮感，也會隨之降低。此外，因為放大背景噪音，助聽器也有類似聲音治療的功效，因此很多耳鳴患者在配戴助聽器後，會覺得耳鳴變弱，甚至是消失了。就算是慢性耳鳴患者，只要改善體內的大環境，配合正確的聲音補償（聽覺矯正），絕大多數都可以淡化和適應耳鳴症狀。

有位六十六歲女性的左耳因為突發性耳聾導致重度聽力損失已兩年，右耳則是輕度聽力損失，耳鳴造成她極大痛苦且求助無門。經親友介紹來到我的門診，檢查之後，我向她詳細解釋病情現況，並且要求她立即停掉降血壓藥、止暈藥，並配上兩耳「跨傳式助聽器」（BICROS）。半年之後，困擾她的耳鳴幾乎不見了，患者也很滿意可以雙耳聆聽，有方向感、立體音的溝通情境，整個人生的際遇因此完全改觀了。

戴上人工電子耳，世界頓時變彩色

重度到極重度聽損，助聽器效果不好或全聾無法使用助聽器時，可以考慮使用人工電子耳，國外報告顯示，許多植入人工電子耳的患者，耳鳴也同時獲得相當程度的緩解。

Chapter

4

耳鳴的自我保健

改善耳鳴第一步：先睡個好覺

體重、睡眠影響耳鳴治療效果

中國有一位專門治療耳鳴的中醫，門庭若市，大家都對他讚譽有加。據說除了中藥之外，他還建議患者一定要做到兩件事，那就是吃素，跟每天晚上十點前一定要上床睡覺。他的學生也沿用這套方法來治療患者，不同的是，幾乎完全不用吃中藥，耳鳴治療成功的效果一樣很好。事實上他們治療耳鳴的秘訣沒有別的，那就是維持體重及擁有良好的睡眠品質。要求患者吃素，不能碰動物性脂肪，發胖的可能性自然比較小，可以成功地控制體重，而要求患者早睡早起，才能提升睡眠品質。

耳鳴，不一定是聽覺系統引起的，門診中因睡眠障礙而造成耳鳴的案例有逐漸增多的趨勢。睡不好的族群裡，以更年期女性與男性睡眠呼吸中止症患者的人數最多。

在醫學的定義裡，失眠是指至少連續三個月、每週至少三個晚上睡眠品質不好，或者睡不好的情況嚴重到足以影響白天的工作與學習情況。

很多人一失眠，就想借助藥物來讓自己好好睡一覺，像是安眠藥或褪黑激素，但這只是暫時的對策，而且會造成惡性循環。想要睡得好，應該從排除造成失眠的原因著手。例如，更年期的女性因荷爾蒙不足而輾轉難眠，此時應該在醫生的處方之下，補充女性荷爾蒙。中年或體型較肥胖的男性，是睡眠呼吸中止症的高危險群，在睡眠機的輔助下，可以改善缺氧的狀況，讓耳鳴不再喊救命。

對於長期失眠的人而言，想改善睡眠狀況絕非一蹴可及，不妨試著從以下幾點改進：

1. **睡前不要從事太激烈的活動**：太過劇烈的運動或容易引起情緒波動的電視節目，都不適宜在睡前進行或觀看。如果讓身心一直處在興奮的狀態，大腦會無法關機，也得不到適當的休息。

2. **睡前不吃消夜**：睡覺前進食容易引起胃食道逆流，引發身體不適感，也容易造成耳咽管障礙，讓耳鳴來報到。

3. **晚上不要喝咖啡**、**茶及酒**：咖啡因會讓人亢奮，而酒精則會使人處於淺眠的狀態，無法進入沉睡期。

4. **白天多曬太陽**：目前已有研究顯示，睡眠情況深受光線影響。白天可以多曬太陽，接受陽光的洗禮，晚上睡前一兩個小時提早關燈，更有助於睡眠。

失眠認知行為治療

早在數十年前，歐美就推行了「失眠認知行為治療」，國內近年來也開始慢慢推廣這個療法。

睡眠的認知行為治療，主張採用非藥物療法，方法如下：

1. 刺激控制治療：把臥室當成專門睡眠的場所，床鋪只用來睡覺。很多人喜歡在床上看書、看電視、滑手機，這些都會影響到臥室、床與睡眠的連結。養成要睡覺才上床的習慣，若暫時沒有睡意，也不要勉強躺在床上，可以先離開房間，走出去做些和緩、單調的事，等到有睡意了再回來。

2. 睡眠限制治療：患者必須先做睡眠日記自我監測十天，將上床時間、入睡時間、中間醒來幾次，以及早上幾點起床等，都詳細列在上面。接著計算出實際睡眠與臥床時間的比例，用來調整上床的時間。例如睡眠時間除以臥床時間是百分之九十以上，接下來可以提前十五分鐘上床；

若是百分之八十五以下，則退回到之前的上床時間。睡眠限制治療還有一個重點，就是白天都不要補眠，晚上自然比較好入睡。

3. 放鬆訓練：針對呼吸及全身肌肉的放鬆法，通常可以借助生理回饋儀[25]來瞭解自己放鬆的狀態。

4. 認知行為治療：調整個案對睡眠的錯誤認知，例如一定要睡八小時，再綜合上述幾點，幫助患者改善失眠問題。

學會控制壓力，有效緩解耳鳴

耳鳴發作時莫驚慌

當耳鳴來襲時，很多人可能會不知所措。其實太過緊張的情緒，更可能放大耳鳴的感受。當發生耳鳴時，首先應該做的就是不要緊張驚慌，試著放鬆心情，休息一下。

英國的耳鳴學會曾在《Quiet》季刊中提到，學會壓力控制對耳鳴是有益處的。很多人在跟家人吵架心情不好時，耳鳴會變大聲，或是面臨工作壓力時，也會有同樣的狀況。還有人因上下班通勤時塞在車陣中，耳鳴也隨著浮躁的心情出現。這些情況都一再印證了，壓力會

25. 生理回饋儀：能檢測心跳、呼吸、腦波、體溫、皮膚導電度等數據，以視覺或聽覺訊號反映人體生理狀況的儀器。

加重耳鳴的發生。

反過來說，若能學會壓力控制，或許就能減少耳鳴的發生。為了證實這個理論，研究人員設計了為期六週的壓力控制訓練課程，讓耳鳴受試者認識壓力，並且學會如何面對及緩解。研究結果發現，當耳鳴受試者瞭解壓力會讓耳鳴惡化後，反而更懂得如何控制壓力，不再讓耳鳴控制自己。

在門診的經驗中，我也發現抗壓性較差的人，或是完美主義者，比較無法容忍耳鳴的存在，只要有一點點聲響就受不了，會一直意識到它的存在。

而抗壓性較好、比較容易釋懷的人，相較之下，耳鳴對他們造成的困擾就不會那麼多。

對耳鳴敏感的人，應避免身處在太過安靜的環境裡，建議可以利用環境的聲音來稀釋耳鳴，例如聽聽自己喜歡的歌曲，或者以小橋流水、蟲鳴鳥叫等大自然的聲音，來減緩耳鳴的感受。如果耳鳴的情況異常，例如持續太久、音量太大或音調非常尖銳時，還是需要尋求專業醫生的協助。

學會自我放鬆，是最有效的耳鳴自救方法

在日常生活中，我們可以試著每天至少抽出二十分鐘的時間，讓自己藉由深呼吸，好好地放鬆一下心情。方法是先吸氣，由一數到四再緩緩吐氣，慢慢深呼吸三到四次，能有效緩和自己的情緒。

現代人壓力重，面對壓力，不管是家庭事業兩頭燒的職業婦女或上班族，不妨試著讓自己有個喘息的空間，例如下班回家前去咖啡店坐坐，週末去書店享受靜謐的閱讀時光，別讓精神一直處於緊繃狀態。

控制體重、保持良好睡眠、懂得抒壓，只要患者能遵守這些原則，即使不用看醫生，耳鳴也可能好上一大半！

正面思考，心存感恩

英國普利茅斯大學臨床心理學家保羅・布洛克斯曾提出「感恩療法」，做法是多關注日常生活中值得感謝的事，就可以有效增進幸福感。其實這種方法對於耳鳴患者也是適用的。就像我一直強調的：「耳鳴是最忠心耿耿的保鑣」、「耳鳴是警衛隊」、「耳鳴是來保護你的」，耳鳴對你這麼好，當然需要感恩它。例如梅尼爾氏病的患者，由於有耳鳴的善意提醒，才能避免暈眩發作時跌倒或被車子撞上等意外事故發生。睡眠呼吸中止症的患者也因為耳鳴，才知道自己一直處於缺氧的危險狀態。

「要對耳鳴抱持著感恩的心」，這也是我經常告訴患者的一句話，通常他們在理解並自我調整之後，都能對耳鳴改觀，而真正受益的也正是他們自己。

放鬆心情、排解壓力的多種保健方法

耳鳴嚴重時會干擾生活，尤其是對它越在意的人，越容易耿耿於懷。有不少患者在充分瞭解耳鳴後，除了配合治療之外，也找到了自我保健的方法，耳鳴所帶來的不適感也隨之消滅。

能量太極讓身心更平衡

多年前，曾有一位竹科工程師因突發性耳聾造成慢性耳鳴來求診。記得他來就醫時，因擔心耳鳴情況無法改善而顯得非常沮喪、焦慮。由於當時的耳鳴特別門診需等待半年左右，因此診療後，我有好一陣子沒再見到他。差不多半年後，他再度來到我的診間，感覺跟之前不一樣了，不但心情放鬆許多，整個人也變得更有自信。

「醫生，我的耳鳴全好了！」這是他開口告訴我的第一句話。我十分好奇，是什麼改善了他的耳鳴，讓他幾乎判若兩人？答案是：「能量太極！」

記得半年前他來求診時，緊張、焦慮的心情全寫在臉上，我猜想他的工作壓力一定很大，於是勸他要學會自我放鬆，並且建議他有空不妨去旅行或打打太極拳抒壓。

工程師的工作真的很忙碌，根本抽不出時間去找太極老師好好學習。不過這位工程師還是把我的話聽進去了，並且發揮資訊人的專長，自己上網去尋找資料。後來他利用工作之餘，跟著網路上的影片學習太極，效果相當不錯。

其實不只是能量太極，只要能藉由吐納呼吸來調整身體的節奏，使步調放慢一點、精神放鬆一些，就能達到讓五臟六腑更加平衡的功效。練習太極能讓身體的自律神經系統逐漸恢復平衡，包括心悸、呼吸急促、胃酸過多、心情恐慌等狀況，對於耳鳴的緩解是有正面幫助的。一旦身體處在協調的狀態之中，耳鳴就沒有出場的理由了。

這位熱心的工程師看診完一再叮嚀我，一定要鼓勵其他患者也來練習能量太極，並且三不五時地打電話到醫院來詢問是否有積極地推廣。看來，學習能量太極不但治好他的耳鳴，也讓他的人生變得大不同了。

佛法的力量

診間的門一打開，走進來一位又高又帥的男生，不但擁有偶像明星般的外貌，還帶點淡淡的憂鬱氣質，連我這個大男人的目光都被吸引了。不過，這位外表出眾的男生並非明星，而是一位禪寺的方丈。

這位超帥法師說自己只要閒下來時就會耳根不「靜」，耳鳴常會喋喋不休地來打擾。我幫他做了檢查之後，確認是生理性耳鳴，一般人只要處在太過安靜的環境中，就很容易感受得到。當我解釋完耳鳴的原因之後，我問他是否會因耳鳴而覺得生活受到影響？

「無感不應化，感而遂應」，法師說若心不去感覺它，身體就不會有所回應，世間萬物只要不過於專注，就不會造成困擾。

由於這位法師的心理素質強健，不覺得耳鳴是一種困擾，更不會曲解耳鳴，還能靠自己的意志力把耳鳴的頻道給關掉，讓我衷心佩服。

可能出家人身處的環境較為靜謐，同一禪寺中陸續有幾位法師皆出現耳鳴的情況，不過只要檢查確認身體沒有問題，皆屬於生理性耳鳴之後，法師們通常對耳鳴也就不以為意。

音樂家的耳鳴安魂曲

某次前來求診的是一位非常有名的音樂家，他在中國及台灣都有眾多學生及粉絲，因為突發性耳聾及耳鳴，令他心生恐懼。雖然來看診前，他曾尋訪過不少名醫，也在某醫院住過院，但耳鳴的情況完全沒有改善。可想而知，靠耳朵工作的音樂家，一旦發生耳鳴時會有多心慌，因此在診間，他著急地問我：「我的耳鳴治得好嗎？我會不會因此死掉？」

音樂家總共看了約五、六次耳鳴特別門診，我除了讓他配戴助聽器來改善聽力，恢復與外界的溝通能力外，每次還會向他細心地解釋病情，好使他安心。經過一段時間治療之後，沒想到有一天他突然開竅了，對於耳鳴不但不以為苦，反而視為作曲的靈感。

「耳鳴是有節奏的，就像曲子一樣！」音樂家發揮作曲的天賦，將耳中聽到的聲音，化為動人的旋律，而原本被視為妖魔鬼怪的耳鳴，也成為帶來靈感的天使。

我看著這位心情亢奮的音樂家，自得其樂地表演著，除了替他感到高興之外，也有些許感慨：當你認為耳鳴是良善的、是來幫助你的，就能不受它的控制和影響，甚至因而得益；若你覺得耳鳴是心懷不軌的壞人，是來害你的，生活就如同跌落地獄一般，時時刻刻都感到痛苦無比。原來天使與魔鬼的差別，只在人的一念之間。

編曲家自編的耳鳴處方

另一位患者也是音樂工作者，職業是編曲家。由於對聲音較為敏感，因此耳鳴也造成他生活上極大的困擾，包括睡眠、情緒、工作及注意力等各方面，或多或少皆受到影響。為了解決耳鳴的問題，他四處尋求治療的方法。

跟大多數患者一樣，一開始編曲家也是從網路及書籍中搜尋相關資訊，但這些資料良莠不齊，眾說紛紜，反而讓他對耳鳴產生錯誤的認知，以為耳鳴是不治之症，接踵而來的恐慌及焦慮，更讓他跌入恐懼的深淵。

當他來求診時，我除了給予適當的短期藥物之外，也耐心地提供正確的衛教知識，讓他的耳鳴狀況有了改善的契機。尤其是在耳鳴特別門診時，瞭解到聲音是耳鳴的最佳治療方法之後，這位聰明的音樂家隨即開始找尋治療耳鳴的聲音處方。

相較於一般人，音樂家對於聲音的要求更高，制式化的CD、一成不變的旋律皆無法滿足他，因此他自己創作了以自然聲音為主，悅耳又有節奏的樂曲。例如他無意間發現洗臉時水龍頭的流水聲聽起來很舒服，於是收錄進去。接著又在戶外聽見蟬鳴及鳥叫聲，感覺可以遮蔽自己的耳鳴，也一併收錄。音樂家發揮所長，以這些天籟為元素，量身打造了最適合自己的聲音處方。

這位音樂家的案例，自然也成了我教育患者的最佳教材，他的例子也告訴我們，自創的聲音療法需掌握幾項原則：

1. 聲音必須是不規律的、亂數的大自然聲音，例如純粹蟬鳴或鳥叫聲，這樣才能讓心情放鬆，並且轉移注意力。

2. 長期聽同一種聲音容易疲勞，必須各種聲音互相搭配使用。

以天然音樂為創作題材的聲音療法，就如同讓自己身處在最放鬆、最自在的大自然裡，有相同耳鳴困擾的人，不妨也可以找出令自己覺得最悅耳、最舒適的聲音，搭配出一套屬於自己的音樂處方。此外，這位無私的音樂家也提供自己的創作，讓有需要的耳鳴病友們，可以自行下載。

❶ 鳥叫＋流水聲

http://www.youtube.com/embed/a0mItdKPWFU

❷ 蟬鳴＋流水聲（❶與❷互相搭配）

http://www.youtube.com/embed/RuZExJ2lOr4

❸ 流水聲（幫助入眠）

http://www.youtube.com/embed/wxwf4VBxWJs

精油療法

一位四十多歲的中年男性因睡眠障礙導致耳鳴，試過很多方法都無法改善病情，又不想吃安眠藥，長久以來，深受失眠及耳鳴之苦，不堪其擾。

某次來門診時，他告訴我自己的太太擅長芳香療法，常會運用精油來幫助他放鬆。最近太太看他一直睡不好，於是使用薰衣草精油幫他改善睡眠狀態，效果還算不錯。

耳鳴跟身體其他系統皆有連結，彼此之間也可能產生交互作用，以精油來刺激嗅覺，進而改善聽覺系統，等於是以最原始的感官知覺連結來改善耳鳴，對於某些患者而言，確實能達到不錯的效果。此外，薰衣草精油也具有安眠的效用，能增進睡眠品質，對於耳鳴也有正面助益。

門診時，也有一些女性患者告訴我，每次做完ＳＰＡ之後，耳鳴的情況消除不少。SPA搭配精油的芳香療法，除了能以嗅覺來改善耳鳴，也能讓身體肌肉得到放鬆，進而緩解耳鳴。

薰衣草精油小常識

薰衣草的品種很多，包括穗花薰衣草、薰衣草及醒目薰衣草等，並非每種都具有安眠的作用。不同品種的薰衣草，氣味差異極大，例如醒目薰衣草較為濃烈，嗅聞之後有提神醒腦作用，而薰衣草香氣溫和優雅，鎮定、助眠的功效較佳。

去旅行吧！

前幾年有一部電影《享受吧！一個人的旅行》很受女性朋友的歡迎，在現實生活裡，也有好幾位女性患者不約而同地告訴我，旅行對於舒緩耳鳴十分有效。

每次我問耳鳴的患者，何時感覺症狀較不明顯？答案經常都是：「旅行的時候」。

當我們去旅遊時，身心都處在一種非常放鬆的狀態，大腦也會分泌製造快樂的血清素，耳鳴自然會消退。此外，出國遊玩時，我們會不停地觀看櫥窗、品嘗美食、接觸新事物，大腦也不斷地接收新的訊號，根本無暇注意耳鳴的存在。

從臨床經驗顯示，旅行能有效緩解患者耳鳴的困擾，即使旅遊結束回到原本的生活後，效果也能持續好長一段時間。所以每當患者抱怨最近耳鳴很大聲，讓生活及情緒受到很大的干擾時，我會請他檢視一下自己最近工作壓力是不是很大？耳鳴的出現也許正是提醒他，不妨給自己放個假，開開心心地去旅行吧！

麻將療法

第一個告訴我麻將療法有效的患者是位老榮民，記得當時他說：「醫生，我打麻將的時候都不會耳鳴！」我建議他如果打麻將可以減緩耳鳴帶來的不適，那每天打都沒關係。

「不行哪，輸錢時耳鳴會叫得特別大聲！」

榮民老伯伯的麻將療法不只是對他自己有用，我曾問過幾位男性患者，他們也認為打麻將的確能改善耳鳴。其實道理很簡單，打麻將時需全神貫注地聽牌，大腦根本沒有時間去理會耳鳴，加上「咔、咔、咔」不絕於耳的洗牌聲，簡直是另類的聲音療法。

當然我們不可能天天打牌，但可以利用相同的原理，找一個能讓自己全神貫注的興趣，不管是插花、刺繡、製作手工皂、看書、寫詩或者畫畫都可以。只要是自己感興趣，同時又能專注於其中的項目，就能發揮治療耳鳴的功效。

做愛有助改善耳鳴

一名中年男性患者，每次都由太太陪伴前來看診。有一次他來看耳鳴特別門診時，我建議他首先要控制內心的恐慌反應，其次要減少對於鎮靜劑的依賴，他似乎很滿意我的診斷和處理方案。就在太太離開診間之後，他很認真地問我：「醫生，為何我每次做愛之後，耳鳴就完全消失了呢？」

沒錯！這個問題之前也有其他患者曾經問過，可能因為做愛也算是一種放鬆之道吧。通常只要是對患者病情有益的事，我都會鼓勵他們多做。

「可是我太太三個月才肯做……要不，請醫生用專業的角度來跟她說說道理，拜託了！」做愛這件事要夫妻兩人互相配合才行，只要一方不願意就無法強求。於是我請他太太進來，告訴他男生是用下半身思考的動物，如果沒有和諧的性愛，身心無法得到平衡，會造成自律神經失調，進而影響睡眠品質，同時也會讓耳鳴的情況更糟。如果夫妻間能擁有完美的性愛關係，能讓身心靈更加健康，耳鳴的情況也會得到好轉。

我相信這對夫妻是相愛的，從太太每次都很有耐心地陪先生來看診可以得到證明，也許只是因為老夫老妻了，太太的性趣才沒有很高。於是我又多花了半個多小時，教他們中年之後如何重新戀愛、如何製造浪漫。最後看著他們手牽手離去的背影，一股暖流也在心中油然而生。愛果然是最佳的麻醉藥。

耳朵保養，不吃藥是王道

前面的章節曾提到，很多患者長久以來吃了很多不必要的藥，像是降血壓藥、降血脂藥、鎮靜劑等，這些藥物有些是有耳毒性的。此外，過多的藥物也會讓身體處在一種警戒的狀態，讓大腦的聽覺皮質層覺得內耳受到威脅，耳鳴的情況會更嚴重。

對於這些整天吃藥的患者來說，只要有勇氣把藥物戒除，耳鳴自然就會好一半。戒藥療法對於很多患者來說都是有效果的，就看有沒有意志力執行到底。鎮靜劑藥物成癮者就像是煙毒犯，是耳鳴患者中最麻煩的，要幫他們戒除藥癮往往需花費許多心力。習慣吃藥的患者已經對藥物產生依賴性，要徹底戒除並不容易，他們常會擔憂或恐懼若不吃藥的話，可能會有後遺症，例如中風之類。因此，患者的意志力必須夠強大，才能擺脫被藥物牽著鼻子走的狀態。

最近我遇到一位因精神焦慮睡不著而吃了十多年鎮靜劑的患者，當我建議她最好戒除藥物時，她二話不說就同意了。本以為像這樣十多年的「煙毒犯」，完全戒除藥物大約需要半年左右，沒想到一個月後回診時，她就說自己完全沒吃藥了。

「不會很難過嗎？」我問。

「剛開始一兩週很痛苦，但只要熬過去，就沒事了！」

憑著過人的意志力，這位患者不但戒除了藥癮，耳鳴也馬上減少百分之九十以上，這就是對健康最好的回饋。

耳朵保健，無為而治最重要

常常有人問我要如何保養耳朵，我的回答一定是：「不要吃藥！不要吃藥！不要吃藥！」此外，不要亂掏耳朵也是大家經常忽略的事。保養耳朵，重要的不是你幫它們做什麼、吃什麼，知道不要做什麼，才能真正保護它。

一名中年男子挖耳朵時不慎將耳膜戳破，連續滴耳藥水三個月，轉診來到門診時聽力已經全聾。外傷性耳膜穿孔大部分會自然癒合，但治療過程中絕對要避免耳藥水及沖洗，因為中耳腔的卵圓窗與內耳相通，藥物很容易滲透傷害了內耳聽覺感音器。

門診中常會碰到聽力障礙的小朋友，媽媽們都很急於知道要吃什麼保健食品或藥物才能提升聽力。也常有人問我：「吃維生素B群或神經保護劑有用嗎？」我要再次提醒大家，沒有什麼藥物是聽力保健的仙丹，而且不管中、西藥，在多數情況下，或多或少都有耳毒性。

許多藥物都有耳毒性

我們吃進肚裡的藥物，在體內有兩個代謝途徑，一個是跟著尿液從腎臟排泄出去，另一個則是從肝臟代謝。不管是從腎或肝，在排到體外之前，都會先經由血液循環，流經全身各個角落，所以也一定會經過內耳。一般人都知道藥吃多了會損傷肝腎，卻不知道這些藥也是有耳毒性的。尤其是聽力出問題的小朋友，耳朵更為敏感，容易受傷。正常的小朋友吃一個星期的抗生素可能沒事，但對有聽障的小朋友來說，同樣的劑量，就可能造成傷害。

請謹記，藥物的耳毒性對內耳毛細胞而言是永久性的傷害，一旦造成損傷，就很難挽救回來。因此聽力受損的患者，對於藥物的使用更需要斤斤計較。

附錄 1

美國耳鼻喉科醫學會耳鳴治療指南

根據二〇一四年美國耳鼻喉科醫學會公布的慢性耳鳴臨床治療指南，共有以下十三項重點。本治療指南適用於慢性耳鳴患者（找不到原因，且耳鳴困擾已經超過六個月以上），並非針對急性耳鳴及找得到耳鳴原因的患者。並依實證醫學證據分為強烈建議、建議、選擇性、不建議、建議不要及強烈建議不要等六個等級。

一、**病史詢問與身體檢查**（History and Physicalexam）：

初步排除可治療及危險的耳鳴。（建議）

二、**聽力檢查**（Audiologic exam）：

1. 針對單側耳鳴持續超過六個月，或主要症狀有聽力損失的耳鳴

患者。（建議）

2. 無上述條件的患者，為避免醫療浪費，常規聽力檢查並非必須。（選擇性）

三、頭頸影像學檢查（Image study）：

包括電腦斷層、核磁共振及血管攝影

1. 針對單側耳鳴、脈動性耳鳴、具明顯神經學症狀或不對稱聽力損失。（建議）
2. 無上述條件之患者的陽檢率低，並不需要頭頸影像學檢查。（強烈建議不要）

四、困擾程度評估（Bothersome tinnitus）：

耳鳴困擾程度高，甚至影響生活品質的患者是耳鳴治療的首要對

象；非上述條件者，其治療的效價比低，並不需要過度醫療。（強烈建議）

五、困擾時間評估（Persistent tinnitus）：

耳鳴困擾時間超過六個月的慢性耳鳴患者是耳鳴治療的首要對象；非上述條件，如急性耳鳴，並不適用本臨床治療指引。（建議）

六、教育與諮詢（Education and Counseling）：

給予患者正確的耳鳴觀念，並提供適當的治療項目。能讓患者了解耳鳴，減少恐懼感而正向面對耳鳴，進而提升治療效果。（建議）

七、助聽器選用評估（Hearing aid evaluation）：

對於挑選適合的助聽器配戴就能改善耳鳴與聽損的患者。（建議）

八、聲音治療（Sound therapy）：

實證醫學顯示，聲音治療的效果仍不明確，故持中性立場。（選擇性）

九、認知行為治療（Cognitive-behavioral therapy）：

實證醫學顯示，認知行為治療的效果是有效的，故持建議立場。（建議）

十、藥物治療（Medical therapy）：

包括抗憂鬱劑、抗癲癇劑、抗焦慮劑及耳膜內注射藥物，實證醫學顯示以上藥物治療無效，故持反對立場。（建議不要）

十一、**膳食補充品**（Dietary supplement）：

包括銀杏、褪黑激素、鋅等實證醫學顯示膳食補充品無效，故持反對立場。（建議不要）

十二、**針灸**（Acupuncture）：

目前無實證醫學資料可供評斷，故持無意見立場。（不建議）

十三、**穿顱磁刺激療法**（Transcranial Magnetic Stimulation）：

實證醫學顯示穿顱磁刺激療法無效，故持反對立場。（建議不要）

以上資料正式公布於美國耳鼻喉科醫學會網站

編者按：耳鳴的檢查與評估方面因國情與健康保險制度不同，且有國家公衛考量，在國內或許可稍作調整。但在治療方面，因根據實證醫學說話，故皆適用。

附錄 2

英國耳鼻喉科醫學會治療耳鳴秘訣

以下十項治療耳鳴秘訣是英國耳鳴學會建議一般開業醫師對於耳鳴患者的告知事項。由兩位耳鳴專科醫師所撰寫，提供治療耳鳴的有用資訊，以及對第一次因為耳鳴困擾而前來求診的患者給予衛教支持。

耳鳴十訣

1. 在任何時間點，約有百分之十的人口經歷耳鳴。

儘管耳鳴在老年人之間更為普遍，但它能夠發生在任何年紀的人身上，包含孩童。男性和女性發生機率相等。事實上，耳鳴患者所感知到的聲音能夠有許多不同特性（鈴聲、哨聲和嗡嗡聲是普遍的耳鳴聲音），但是也有患者描述過自己聽到的是更複雜的聲音。

2. 大部分耳鳴是輕度的。

事實上，耳鳴惡化成會嚴重改變生活的慢性問題是相當少見的狀況，當耳鳴問題開始發生時，大多數患者的耳鳴自然病史會經歷一個令人苦惱的急性期，接著隨著時間改善。但是少部分患者的痛苦是長時間不間斷的，並且會逐漸變得嚴重，他們就需要專科醫師的協助。

3. 在聽力損失的人們中，耳鳴更加普遍。

但是耳鳴嚴重度很少和聽力喪失的程度有關聯。同樣地，純音聽力檢查結果完全正常的人很有可能也會有耳鳴症狀。

4. 耳鳴和悶塞感有關聯。

即使中耳壓力和耳膜運動正常，耳鳴和感覺神經性聽力損失會引起耳朵內的悶塞感，原因目前還不是很清楚。耳鏡檢查和鼓室檢查能夠排除耳咽管功能不良，但使用去充血劑和抗生素無法讓悶塞感有所改善。

5. 對未來的病況做負面的預測會對病患有害。

耳鳴患者經常聽到醫師表示無計可施，如此負面的說明不僅對他們沒有幫助，而且會使得病患更容易對耳鳴集中注意力，加重他們的煩惱。大體而言，保持正面的心態對減緩耳鳴有益，醫師有很多具有建設性的說明可解釋，如：大多數耳鳴會隨著時間減弱或消失、大多數耳鳴是輕微的，和耳鳴不是聽力喪失的前兆。

6. 豐富的環境聲音對改善耳鳴有幫助。

病患可以聆聽環境聲音以降低耳鳴，包括溫和、平靜不激昂的音樂、風扇或水聲……等環境音。

7. 助聽器也對改善耳鳴有用。

當人們費力聆聽，會使得聽覺中樞更加敏感，而增加的敏感度會讓耳鳴浮現出來。如果聽者原本就有耳鳴的症狀，將會使耳鳴更為惡化。對於輕微的聽力損失，醫師通常不會特別建議配戴助聽器，但配戴助聽器矯正任何相關的聽力損失所減少的中樞聽覺，能夠降低耳鳴的程度。

在耳鳴的診察中，英國健康部門的指引是必須重視聽力測驗，聽力測驗是關鍵性的根據，決定助聽器的選配。如果患者還有疑問，可以轉診至耳科醫師做專業的判斷。英國耳鼻喉科醫學會的觀點是，所有描述自己有耳鳴症狀的患者都應該做聽力評估檢查。決定何時開始使用助聽器，以及使用何種助聽器，則取決於病患個人及專業醫師的判斷。

8. 潛在的病變並不常見，但仍要小心警戒。

很多耳鳴案例是來自於聽覺系統自發性電位活動的高度警覺，正常情況下是不會被人所感覺察知的。然而，耳鳴也是一些可治癒的疾病和明顯的耳科病變的警訊，例如前庭神經瘤或耳硬化症……等。如果耳鳴只有單側或是搏動性耳鳴，就必須特別提高警覺。

9. 避免沒有直接作用的藥物。

儘管藥物能被用來治療相關的症狀，如眩暈、失眠、緊張或憂鬱，但常用的藥物或補償的藥物之中，沒有什麼藥物曾被證明對耳鳴有特別的療效。

10. 病患的自我救助行為常常對改善耳鳴有效。

耳鳴學會提供關於耳鳴的豐富資訊和可供病患處理耳鳴症狀的簡

單建議。

台灣耳鳴學會網站 http://www.tinnitus.org.tw/

附錄 3

耳鳴Q&A

（資料來源：英國耳鳴學會　譯：台灣耳鳴學會）

Q：請簡述耳朵的構造？

A：耳朵分成三個部分：外耳、中耳、以及內耳。

1. 外耳：由耳廓以及外耳道構成，其生理結構是用來收集聲音，並將聲音傳至耳膜。

2. 中耳：由耳膜、耳咽管以及三塊聽小骨所組成，可以將聲音經耳膜與聽小骨振動，傳入內耳。另有一條通道連接鼻咽部位，稱為耳咽管，用來平衡中耳以及外界的大氣壓力。

3. 內耳：分為兩個部分，分別為管理平衡的前庭，以及負責聽覺的耳蝸。耳蝸可以將中耳聽小骨振動傳入的聲音訊號，經耳蝸內的聽覺受器，稱為科蒂氏器，轉變為聽覺神經訊號，進而傳入大腦聽覺皮質，產生人體的聽覺。

Q：我們是如何聽到聲音的？

A：我們人體的聽覺系統包括耳朵、聽神經，以及大腦。大腦是最後分析以及認知所有聲音訊號的器官，能分辨哪些聲音是有意義而讓我們聽到，也能認知哪些聲音是無意義的而忽略。聽覺系統在胚胎發展後數週就已經開始發育，這也就是胎兒在媽媽肚子裡仍能對外界聲音有反應的原因。在大腦裡，聽覺系統還會跟其他數個鄰居相通，包括管理情緒的邊緣系統、負責警示的網狀結構，以及負責思考與記憶的額葉皮質。因此不難理解，當我們感覺到耳鳴時，或多或少都會影響到情緒、注意力以及記憶力，間接影響到睡眠品質與工作，並形成惡性循環，讓耳鳴更明顯！

Q：什麼是耳鳴？

A：耳鳴是無外在聲源卻聽到聲音的狀況，可以發生在單耳、雙耳、腦內，甚至無法定位出聲音的確切位置。耳鳴的音頻可以是低頻、中頻或高頻，不一定是單一種聲音，有可能是兩種，甚至多種聲音混雜。耳鳴可能二十四小時不間斷，也有可能是偶發或是間斷的。

Q：導致耳鳴的原因是什麼？

A：耳鳴並不是疾病，而是我們的聽覺系統產生的一種症狀。雖然耳朵生病常是導致耳鳴的原因，但也不盡然如此。截至目前為止，仍未完全瞭解耳鳴的確切原因和機轉。

Q：什麼人比較容易有耳鳴的症狀？

A：各種年齡層的人都可能有耳鳴的症狀，尤其會發生於暴露在嘈雜的聲音之後，但是一些少見卻危險的耳鳴原因也不能輕忽。一般人常有個錯誤的觀念，認為耳鳴是老人家的專利，其實不然！根據研究顯示，耳鳴可以發生於各種年齡層，甚至是兒童都可能發生。輕微的耳鳴是很常見的，約存在於百分之十的人口中，但只有百分之一的人生活會受到耳鳴的影響。

Q：耳鳴影響到睡眠和注意力時怎麼辦？

A：耳鳴在安靜環境中會更明顯，例如在臥室裡。甚至會影響睡眠，包括失眠、不容易熟睡或容易被吵醒，一旦醒來，就難以再度進入夢鄉。由於無法一夜好眠，導致白天提不起精神，注意力不易集中。

試試一個簡單的方法——改變想法，就能改善睡眠品質，例如將睡眠視為一天辛苦工作的回饋，而不是為了明天忙碌的工作做準備，這樣就能放鬆心情，達到幫助入眠的效果。耳鳴就跟明天要考試、工作面試一樣都是壓力，會讓你無法放鬆而難以入眠。反過來說，試著讓自己理解，如果不讓自己放鬆心情，帶著耳鳴躺在床上，不但輾轉難眠，更無法讓身心得到休息。也就是說，你無法入睡的原因是因為耳鳴導致的壓力讓自己無法輕鬆入睡。使用安眠藥短期內會有幫助，長期使用會有副作用且藥效會逐漸降低。總之，一念之差就有巨大的差異，如果你泰然處之地面對耳鳴，耳鳴就會很自然地被忽略而忘記。反之，如果你把耳鳴當作是個大問題、大困擾，就會感到壓力而焦慮，讓耳鳴更明顯。不妨從現在就開始，試著改變對耳鳴的看法，你將會有意外的發現！

Q：大部分的耳鳴都會改善？

A：是的！根據目前最新研究顯示，慢性耳鳴即使未經任何治療，絕大部分都會隨著時間過去自行改善，甚至消失。這是因為我們的大腦已經逐漸適應接受這個聲音。簡單講，就是大腦對耳鳴這個聲音失去興趣而不再注意它。只是這個適應接受的過程可能需要數個月到數年的時間。

通常剛發生耳鳴時，最容易對其發生的原因、治療，以及未來的病況有錯誤的認知而有情緒低落的情形。加上許多醫師並不重視耳鳴，只冷漠地告訴患者：「耳鳴不會好，但並不是什麼大病，學著與它和平共處吧！」這些都不是正確的觀念。雖然慢性耳鳴大都不是嚴重的病因導致，或許你也已能像忽略其他日常生活中已知的噪音（如空調、冷氣、電風扇的聲音等），逐漸不去在意耳鳴的存在，但還是得接受完整的檢查來確定安全無虞！

切記，慢性耳鳴是一個本來被我們的大腦忽略的聲音訊號，但因為某些原因卻被我們感知到，痊癒的方法就是讓大腦重新學習如何「忘記它的存在」。而「聲音是治療耳鳴最佳的良方」，所以唯有避免安靜，你的大腦才能重新學習如何不再感知耳鳴的存在。再強調一次，治療耳鳴的重點不在消除耳鳴聲音的來源，而是改變你的大腦對耳鳴聲音的詮釋！

Q：預防勝於治療，如何保護聽力？

A：長時間暴露在噪音環境裡，會增加聽力受損而耳鳴，或使耳鳴變嚴重。所以，請保護你的聽力，避免接觸過度嘈雜的聲音。例如：敲打榔頭、鑽牆壁、交通嘈雜時請務必戴耳塞，除了可以保護耳朵之外，還可以避開令人不悅的尖銳噪音。

但是，如果你會對一般人能接受的聲音感到不舒服，也就是有所謂的聽覺過敏症狀，則不適合配戴耳塞，因為配戴耳塞反而會使中樞聽覺系統增加聽覺過敏的增益值（也就是對聲音敏感的程度更加劇），而使得聽覺過敏更加惡化。

Q：情緒會影響耳鳴嗎？

A：在全世界人口中，耳鳴盛行率估計約百分之十五。聽力喪失是耳鳴的一個危險因子，年紀超過六十歲的人耳鳴盛行率會大幅增加至百分之三十三。

情緒因子有可能會影響聲音從耳朵到腦幹的傳導和處理，因為聽覺系統有很多連結至邊緣系統——它位於大腦皮質的中樞，控制我們的情緒、行為、記憶和感覺認知。藉由集中或放鬆對聲音的注意力去影響邊緣系統的活動，能讓耳鳴變得較大聲或較柔和。心理因子如壓力、憤怒、缺乏控制力和緊張會導致處理過程的型態改變，降低對聲音的容忍度，讓耳鳴問題更加惡化，患者的苦惱會持續惡性循環，影響人的放鬆能力、社交能力以及持續日常生活的各種活動，包括維持他們的職業和健康。

耳鳴是個人的非常狀態，每位患者描述所聽到的聲音不同，也會用不同的方式去感受它。儘管耳鳴對心理健康造成明顯衝擊，但並非所有患者都會選擇去尋求專業人員的建議。原因是一般認為，如果找不出耳鳴的特殊成因，就無法獲得有效治療，因此患者必須學著和耳鳴症狀共處。然而，研究已顯示出耳鳴確實會逐漸地好轉，在耳鳴處理計劃的幫助下，耳鳴的耐受度會隨著時間逐漸增加。

Q：耳鳴和聽力喪失有關嗎？

A：另一個常被人們忽略的健康狀況是聽力損失，它和「耳鳴不能被治療」的誤解有關。耳鳴通常伴隨著聽力損失，然而人們常常會忽略他們的症狀並且繼續日常生活。如同耳鳴一般，聽力障礙同樣會造成心理和社交上的困難，因為它干擾一個人有效的溝通能力。溝通在維持人際關係和生活品質中扮演重要的角色，聽力損失的人察覺自己在交談時容易產生挫折，常常造成憂鬱、寂寞、煩惱、憤怒和社交孤立，這些情緒改變，導致長期生活型態改變，降低生活品質。人們發現自己漸漸從社交場合退縮下來，而不去面對時常產生誤解的對話或做出不適當反應時的困窘。他們不能再做自己喜愛做的事，容易感到受傷、沒有安全感、自尊心低落，以及無法成功地適應新的環境。因此，相較於只有耳鳴或是只有聽力損失的個人來說，未經治療的耳鳴和未經治療的聽力損失兩者皆具備的個體，會面臨對健康和心理安舒更大的衝擊。

Q：如何診斷耳鳴？

A：儘管有很多科學家正在進行研究，但目前沒有找到可以治癒耳鳴的藥物。醫師依患者個別需要設計適合的治療計畫，目的是為了幫助耳鳴的習慣性適應，而非完全消除耳鳴噪音。如果你正在經歷令人煩惱的耳鳴，並且想做完整的評估，第一步是去拜訪耳鼻喉科醫生，他們會檢查你的耳朵，以確定耳膜看起來是健康的。如果耳道顯示出很多耳垢或是耳朵感染，需要以耳滴劑或抗生素進行治療。醫師也會幫助你完成聽力檢查、鼓室圖檢查、電腦斷層和X光影像攝影，以確定沒有潛在病變。耳鼻喉科專科醫師還會轉介至聽力師，進一步完成其他耳鳴的耳科測驗，包含耳鳴的音高、響度和最小遮蔽量。此外，你會接受針對治療耳鳴的耳鳴諮詢和治療評估，包含是否適合配戴助聽器。

Q：什麼是助聽器？

A：助聽器是配戴在耳內或耳後的電子裝置，也是信號處理機，可以改變訊號輸入，藉由放大聲音，增進聽力和語言理解。

助聽器有三個基本組成部分：麥克風、放大器和揚聲器。助聽器透過麥克風接收聲音、轉換聲波成為電子訊號，並且傳送至放大器。放大器負責增強電子訊號的強度，然後透過揚聲器將電子訊號傳送至耳朵。電子訊號經由位於內耳的毛細胞再轉換成神經訊號，由聽神經傳送到腦部形成聽覺。

Q：助聽器如何能夠幫助耳鳴？

A：如果你有聽力損失的問題，助聽器能夠藉由下列方法提供聲音治療，幫助處理耳鳴：

1. 增加可獲得的訊息至腦部，經由放大背景聲音以遮蔽耳鳴，使耳鳴感覺比較不明顯。
2. 改善和他人的溝通，減少溝通場合感受到壓力的程度。
3. 對於聽力損失有所幫助與補償。
4. 幫助習慣性適應耳鳴的聲音。

Q：助聽器可以怎麼改善耳鳴？

A：已有證據顯示助聽器能夠遮蔽耳鳴的聲音，幫助改善溝通，以及減少病患的心理壓力和緊張程度，這些壓力和緊張情緒通常會使耳鳴惡化。經由活化聽覺系統和增強背景的聲音可淡化及減少耳鳴的響度。

使用助聽器遮蔽耳鳴不是創新的觀念，但是以前的助聽器有緊密配戴的耳模，它會阻塞耳道，讓患者感覺聽到一個空洞的回響，增強咀嚼聲和耳鳴的感覺。

新型態的助聽器稱為「open-fit」，這個設計能成功地減緩耳鳴症狀。藉由一根透明的細管連接開放式矽膠耳塞與助聽器，「open-fit」助聽器兼具美觀、配戴舒適，以及減少外來雜訊的優點，讓聲音從外耳傳到內耳的干擾變得較少。研究顯示，有可靠的證據證實，配戴助聽器成為控制耳鳴有效的治療選項。百分之六十九的雙側助聽器患者，以及百分之六十七的單側助聽器患者，配戴助聽器後能有效改善耳鳴的嚴重度。同樣地，二〇〇六年 Del Bo 等人進行的研究顯示出，二十二位配戴「open-fit」助聽器的患者能成功減緩對耳鳴症狀的感知。這個研究的參與者於兩千到六千赫茲的頻率範圍內，有輕度到中度的聽力損失，耳鳴的音高常常在三千到八千赫茲的頻率範圍內被偵測出來，結合佩戴助聽器，和耳鳴減敏治療合併使用，實驗證實這些患者成功地減緩耳鳴，適應了耳鳴的聲音，患者忽略耳鳴的存在長達六個月以上。

「open-fit」助聽器在耳鳴患者中能夠成功的主要原因之一是它們不會明顯地阻塞耳道（阻塞耳道會加重耳鳴症狀），因此不會干擾外在聲音傳導。它們為輕度到中度的聽力損失患者提供充分的聲音，還有減低內置噪音的設計，並提高配戴的舒適度。總而言之，結合助聽器和治療耳鳴的諮詢技巧能協助患有耳鳴、且在兩千到六千赫茲的頻率區域內，有輕度到中度的聽力損失之患者習慣性適應耳鳴，以及學習如何更好地處理耳鳴症狀。

國家圖書館出版品預行編目資料

耳鳴，是救命的警鈴：耳科權威教你不吃藥破解耳鳴的迷思！ / 賴仁淙 著. -- 初版. -- 臺北市：平安文化, 2016.04
面；公分. -- (平安叢書；第503種)(真健康；39)
ISBN 978-986-92610-7-4(平裝)
1.耳鳴 2.保健常識

415.939 105004679

平安叢書第503種
真健康 39
耳鳴，是救命的警鈴
耳科權威教你不吃藥
破解耳鳴的迷思！

作　　者—賴仁淙
發 行 人—平　雲
出版發行—平安文化有限公司
台北市敦化北路120巷50號
電話◎02-27168888
郵撥帳號◎18420815號
皇冠出版社(香港)有限公司
香港銅鑼灣道180號百樂商業中心
19字樓1903室
電話◎2529-1778　傳真◎2527-0904
總 編 輯—許婷婷
美術設計—黃鳳君
審　　校—鄧若珍
著作完成日期—2016年02月
初版一刷日期—2016年04月
初版十八刷日期—2023年11月
法律顧問—王惠光律師

讀者服務傳真專線◎02-27150507
電腦編號◎524039
ISBN◎978-986-92610-7-4
Printed in Taiwan
本書定價◎新台幣250元/港幣83元